Brigitte Pregenzer

Hildegard von Bingen

Heilsteine

einfach anwenden

Mit Fotos von Brigitta Wiesner

Tyrolia-Verlag · Innsbruck-Wien

Mitglied der Verlagsgruppe „engagement"

2. Auflage 2026

Layout und digitale Gestaltung: Tyrolia-Verlag, Innsbruck
Lithografie: Artilitho, Trento
Druck und Bindung: FINIDR, Tschechien
ISBN 978-3-7022-3431-7 (gedrucktes Buch)
ISBN 978-3-7022-3432-4 (E-Book)
buchverlag@tyrolia.at
www.tyrolia-verlag.at

Gott hat den Menschen wie einen überaus schönen Edelstein auf die Erde gesetzt, in dessen Glanz sich die gesamte Schöpfung betrachtet.

Hildegard von Bingen
Liber Divinorum Operum

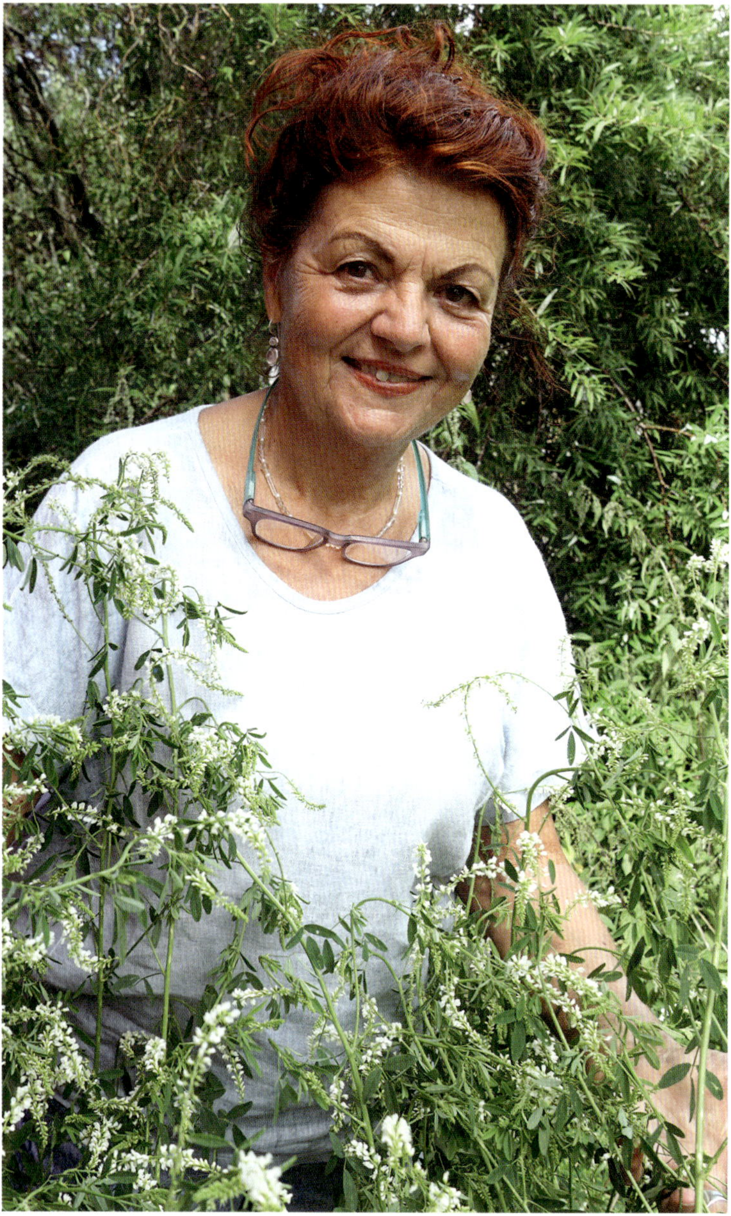

Zu diesem Buch

Dieser kleine Ratgeber soll helfen, die Hildegardheilsteine einfach und rasch zu finden und richtig anzuwenden. Daher gibt es nach der Vorstellung der Steine neben einem ausführlichen Register eine Tabelle mit den körperlichen Symptomen und eine weitere Tabelle mit den charakterlichen Eigenschaften, jeweils mit den dazugehörigen Steinen. So findet der Leser z. B. zum Thema „Zorn" oder unter dem Begriff „Rheuma" rasch die von Hildegard empfohlenen Steine und deren Anwendungsmöglichkeiten.

Die Steine selbst sind in alphabetischer Reihenfolge gelistet und jeder einzelne Stein wurde liebevoll fotografiert, um Verwechslungen zu vermeiden. Dabei werden Originaltexte von Hildegard zitiert und die zeitgemäßen Anwendungen beschrieben.

Als Grundlage für dieses Buch dienten neben den Erkenntnissen, die Hildegard von Bingen in ihrem Werk „Physika" niedergeschrieben hat, die wertvollen Beschreibungen von Dr. Gottfried Hertzka und die zitierten Bücher im Literaturverzeichnis.

Die zahlreichen eigenen Erfahrungen mit den Hildegardheilsteinen und Rückmeldungen von Anwendern waren ein wichtiger Grund, dieses Buch zu schreiben, und finden somit ihren Ausdruck.

Inhalt

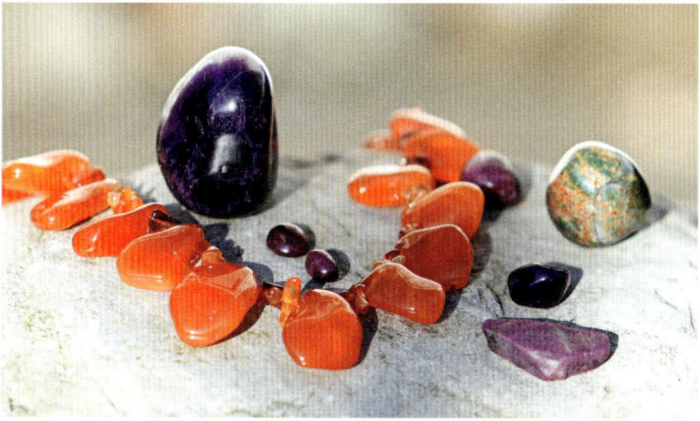

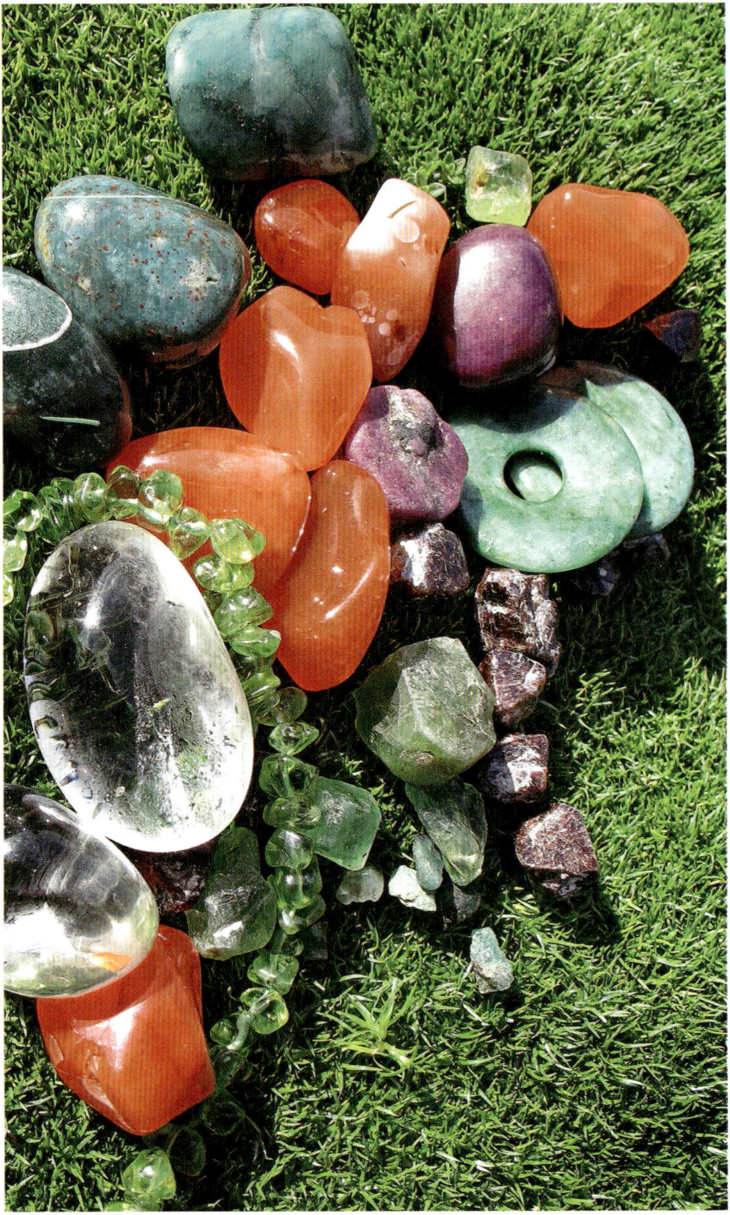

Die Heilkraft der Steine

Entstehung und Tradition

Steine üben seit jeher eine große Faszination auf Menschen jeden Alters aus. Ob als „wertlose" Kieselsteine, strahlende Edelsteine oder bescheidene Halbedelsteine – sie wecken die Sammelleidenschaft bei Kindern und Erwachsenen. Kinder begnügen sich mit den verschiedenen Farben und Formen, Erwachsene schaffen sich Werte mit Edelsteinen oder definieren sich durch besonders schöne Exemplare.

Die Kristallbildung und das so genannte Kristallgitter sind die Kriterien, nach welchen die Steine in Gruppen eingeteilt werden. Die innere Struktur der Kristalle bzw. das Raumgitter bestimmt die physikalischen Eigenschaften wie Form, Härte, Dichte und Spaltbarkeit sowie das Aussehen. Diese Kriterien sind wichtig für die Schleifer bei der Bearbeitung der Steine, sie sind aber auch ein Grund für die unterschiedlichen Frequenzen von Steinen und diese bestimmen wiederum die spezifische Heilwirkung.

Die meisten Edel- und Halbedelsteine sind Mineralien und sind auf unterschiedliche Art entstanden. Einige kristallisierten aus Schmelzen im Erdinneren aus, andere aus vulkanischen Laven an der Erdoberfläche. Einige „fielen" aus wässrigen Lösungen aus oder wuchsen mit Hilfe von Organismen. Andere bildeten sich quasi nachträglich durch Umkristallisation unter großem Druck und bei hoher Temperatur.

In allen Kulturen und Religionen spielen Steine eine bedeutende Rolle. Sie wurden und werden noch immer als Schmuck getragen, bei Ritualen eingesetzt und zur Heilung verwendet. Das Wissen um die Kraft der Steine wurde über Generationen weitergegeben und verlor erst vor wenigen Jahrzehnten an Bedeutung. Heute setzen wir Steine wieder vermehrt und bewusst ein und können uns ihre Wirkung wissenschaftlich erklären.
In antiker Zeit waren Edelsteine so kostbar, dass nur Herrscher und Priester diese erstehen und tragen konnten. Sie symbolisierten Ansehen, Macht und Reichtum und waren schon damals Grund für Kriege und Raubzüge.
In der christlichen Tradition kennen wir die so genannten zwölf Apostelsteine, die im Brustschild des Priesters in Gold eingearbeitet waren und ihm die Gesundheit erhalten, das Ansehen stärken und geistigen Schutz verleihen sollten. Sie nahmen auf die zwölf Apostel Bezug, die ihrerseits den zwölf Stämmen Israels entsprachen, wie die Zahl Zwölf in der damaligen Zahlenmystik generell bedeutend war. Alle zwölf Apostelsteine und deren Wirkung werden auch bei Hildegard von Bingen beschrieben.

Vorkommen und Form

Edelsteine kommen überall auf der Welt vor, aber ihr Vorkommen ist unterschiedlich dicht bzw. häufig. Regionen mit vermehrtem Steinvorkommen werden als „Lagerstätten" bezeichnet, während sich in anderen Regionen nur bestimmte „Fundorte" befinden. Südafrika, Süd- und Südostasien, Australien, Brasilien, der Ural und die Gebirgszo-

nen der USA sind, was Edelsteine betrifft, Regionen mit großen Lagerstätten. Zudem sind gewisse Kontinente und Länder bekannt für bestimmte Edelsteinvorkommen. So sind z. B. Opale typisch für Australien, der Achat für Brasilien und der Heliotrop für Indien.
Je nach der Entstehung der Gesteine unterscheidet der Mineraloge so genannte magmatische, sedimentäre und metamorphe Lagerstätten. Eine weitere Benennung spricht von primären und sekundären Lagerstätten. Die primären sind diejenigen, wo Edelsteine noch mit ihrem Muttergestein verbunden sind und „immer schon da waren". Bei den sekundären Lagerstätten wurden die Edelsteine von ihrem Ursprungsort etwa durch Flüsse weitertransportiert und an einem anderen Ort wieder sedimentiert.
Der Abbau der Steine erfolgt auch heute noch unter schweren Bedingungen, und wenngleich Technik eingesetzt wird, ist es doch größtenteils Handarbeit. Vor allem die Gewinnung von Diamanten geschieht unter besonders erschwerten Umständen und ist aus ethischen Gründen zu überdenken, und der Kauf ist Vertrauenssache.
Der Form nach unterscheiden wir Roh- bzw. Bruchsteine, Trommelsteine, Kugelsteine, Scheiben, Gemmen sowie Drusen bzw. Kapellen.

Roh- oder **Bruchsteine**

sind grobe, naturbelassene Steine, die nach ihrem Fund bzw. Abbau nicht weiter bearbeitet wurden. Sie sind relativ günstig im Preis und eignen sich als **Raumschutzsteine** oder zur Zubereitung von so genanntem **Stein-** oder **Kristallwein** bzw. **-wasser**.

Trommelsteine

werden auch **Handschmeichler** genannt und sind eher kleine, polierte Steine, die in speziellen Trommeln so lange miteinander und gegeneinander geschliffen werden, bis sie eine glatte Oberfläche haben. Bei dieser Prozedur werden verschiedenkörnige Schleifmittel dazugegeben, damit sich die Steine gut aneinander reiben. Dieser Arbeitsvorgang kann bis zu fünf Wochen dauern. Trommelsteine sind ebenfalls günstig im Preis und werden als **Handschmeichler**, zur Bereitung von **Kristallwasser**, zum **Lutschen** am Stein, zum **Auflegen** und (mit einer Bohrung) auch als **Anhänger** verwendet.

Kugelsteine

gibt es in verschiedenen Größen und sie entstehen, indem möglichst gleich große und quadratisch geschnittene Steine miteinander geschliffen bzw. getrommelt werden. Große Kugelsteine werden einzeln von Hand gefertigt, kleine Kugelsteine werden gebohrt und als Kette gefädelt. Das Bohren der Löcher erfolgt mit Spezialtechniken von beiden Seiten, damit der Stein an den Bohrlöchern nicht splittert. Kugelsteine werden als **Kette**, **Armband** oder als **Einzelstück** getragen.

Scheiben

sind zugeschnittene Steine, die abgerundet und poliert werden. Das Polieren der Scheiben geschieht vorsichtig, da die dabei entstehende Hitze den Stein zum Springen bringen kann. Scheiben werden auch zu sechs- oder achteckigen **Platten** und zu so genannten **Donuts** oder **Pi-Scheiben** weiterverarbeitet. Diese haben ein Loch in der

Mitte und werden gerne an einem Lederband um den Hals getragen.
Scheiben eignen sich als **Schmuckstück**, zum **Auflegen** und **unter dem Kopfkissen**.

Drusen, Kapellen

sind Steine, die für den Laien von außen nicht als Edelsteine erkennbar sind. Im Hohlraum des Steins sind kristalline Ausbildungen, die erst sichtbar werden, wenn der Stein auseinandergeschnitten ist. Dieser halbe Stein bzw. dieser Hohlraum wird auch Kapelle genannt, wobei die Amethystkapellen zu den bekanntesten Beispielen gehören. Drusen bzw. Kapellen eignen sich als **Raumschutzsteine** und zum **Aufladen** anderer Steine.

Gemmen

sind Reliefs und ein Beispiel höchster Steinschleifkunst. Sie werden gerne aus Achat oder mehrfärbigen Steinen gefertigt, wobei das herausgearbeitete Motiv meist andersfärbig ist als der Hintergrund. Es gibt aber auch einfärbige Reliefarbeiten aus verschiedensten Steinen. Gemmen waren eine Zeit lang modern und als **Brosche**, **Anhänger** oder **Siegelring** sehr beliebt.

Wirkung und Heilkraft

Die Wirkung und Heilkraft von Steinen wird oft belächelt und in Abrede gestellt. Tatsache ist allerdings, dass jede Materie schwingt, da um den Atomkern Elektronen in enormer Geschwindigkeit kreisen. Die dadurch entstehenden Schwingungen sind je nach Material unterschiedlich, und so fühlen wir uns in einem Haus aus Holz anders als in einem Betonbau und wir empfinden Kleidung aus Wolle anders als solche aus Synthetik.

Frequenz

Edelsteine bilden je nach ihrer Entstehung und ihren Bestandteilen verschiedene Kristalle aus. Diese Kristallformen schwingen unterschiedlich und erzeugen eine elektromagnetische Strahlung, die im Frequenzbereich der Schwingungen von Körperzellen liegt. Kranke oder geschwächte Körperzellen gehen in Resonanz mit den Schwingungen der Steine, nehmen diese auf und „takten" sich darauf ein. So wie die Edelsteine ihre Schwingung an die Körperzelle abgeben und die kranke oder geschwächte Zelle wieder in ihre gesunde Schwingung bringen und so zur Genesung führen, wirken die Schwingungen auch auf unser Gemüt, unser Wohlbefinden und auf unsere Seele. Denn die Seele ist letztlich das, was sich in Form von Befindlichkeit und Krankheit ausdrückt. Wer die Existenz der Seele nicht anerkennt, wird auch die Wirkung von Steinen nicht akzeptieren können.
Wir sprechen von der „Ausstrahlung" eines Menschen, jemand ist für uns „anziehend" oder „beschwingt" uns. Andere „stoßen uns ab" oder „ziehen unsere Stimmung hinunter". Mit diesen Worten beschreiben wir genau den energetischen Bereich, der nicht sichtbar, aber fühlbar ist und auf unsere Mitmenschen wie auf unsere Umwelt wirkt.

Stimmungen

Stimmungen wie Zorn, Traurigkeit oder Angst produzieren Hormone und Botenstoffe im Blut, die unsere Gesundheit beeinflussen. Stimmungen können auch unsere Körperzellen in Spannung versetzen, können unser Herz rasen lassen oder unseren Magen verkrampfen. Steine helfen hier ebenfalls, indem sie z. B. Angst mildern, Trauer mäßigen oder Zorn besänftigen – und somit die körperlichen Auswirkungen dieser „Zustände" vermindern oder verhindern.

Mineralstoffe

In Steinen sind auch Mineralstoffe, Metalle und Spurenelemente enthalten. Durch das Tragen, durch Lutschen oder durch das Trinken von Steinwasser gelangen Millionstel Gramm dieser Stoffe in unseren Körper und tragen so zur Regulierung des Stoffwechsels oder zur Regeneration von Körperzellen bei.

Farben

Farben haben ebenfalls ein bestimmtes Frequenzspektrum an Strahlung. Diese ist messbar und das erklärt, warum Blinde Farben fühlen können. In der Farbtherapie werden die verschiedenen Farben gezielt eingesetzt. In der Lithotherapie, wie das Heilen mit Steinen auch genannt wird, trägt die Farbe zu einem gewissen Teil zum Heilerfolg bei. So wirken alle grünen Steine beruhigend und geben Kraft, blaue Steine besänftigen und rote wirken anregend. Wird ein Stein über eine längere Zeit getragen, wie z. B. der Chalzedon bei Stress oder der Chrysopras bei Zorn, so strahlt neben dem Stein selbst auch das Frequenzspektrum seiner Farbe auf den ganzen Organismus aus. Bei punktuellen Behandlungen, wie z. B. beim Rubin, wird seine Kraft bewusst und gezielt eingesetzt.

Künstliche Steine

Künstlich hergestellte Steine haben ein anderes Frequenzfeld als natürliche Steine, die vor Jahrmillionen entstanden sind, und haben deshalb keine Heilwirkung. Vor allem haben sie keine Wirkung auf unsere Seele, da ihnen die kosmische Energie, die bei der Entstehung der Welt vorhanden war, fehlt. Diese Energie kann vom Menschen nicht „gemacht" werden, sondern sie ist und bleibt eine Urkraft. Diese Urkraft erklärt auch die Heilwirkung von Pflanzen, die im Gegensatz zu Medikamenten ohne Nebenwirkungen heilen. Die Natur ist ein Zusammenspiel, in dem nach Hildegard von Bingen eines auf das andere Rücksicht nimmt und im Dienst des anderen steht. Diese Zusammenhänge erkennt der Mensch oft erst, wenn die Ordnung gestört ist.

Behandelte Steine

Auch gebrannte, eingefärbte und mit Säure behandelte Steine verändern oder verlieren ihre Heilwirkung. Deshalb ist der Kauf von Heilsteinen Vertrauenssache und gute Beratung wichtig.

Heilsteine bei Hildegard von Bingen

Hildegard stellt den Menschen in den Mittelpunkt des Universums und des gesamten Weltgeschehens. Sie beschreibt ihn als „Kosmosmenschen", dem die ganze Natur zu Diensten steht und ihm *„freudig ihre Güter ans Herz legt"* – wenn er sie zu nutzen weiß. Der Mensch steht auch unter dem Einfluss der Natur und der kosmischen Energien. Er wird u. a. beeinflusst durch geopathische Felder wie Erdstrahlen und Wasseradern oder durch Witterungseinflüsse wie Wind, Kälte, Hochdruck, Niederdruck und dergleichen.

Der Mensch besteht nach Hildegard aus den vier Elementen Erde, Feuer, Wasser und Luft und er braucht diese, um sein körperliches, seelisches und geistiges Heil zu erreichen und zu erhalten. Die gesamte Schöpfung mit all ihren Elementen, Pflanzen, Tieren und Mineralien ist für den Menschen gemacht und steht ihm zur Verfügung. Gerade darin liegt auch gleichzeitig die Verantwortung des Menschen: Er muss gut für sich selbst und für die gesamte Schöpfung sorgen, weil es immer ein Wechselspiel zwischen Mensch und Natur ist, das Leben ermöglicht und erhält. Der Mensch wirkt wie ein Katalysator für die Elemente, er stärkt sich durch diese und gibt seine Energie wieder an die Umwelt und in weiterer Folge an den Kosmos ab.

Dies ist keine esoterische Sicht der Dinge, sondern die radikale Konsequenz der Selbstverantwortung. Was wir sind und wie wir sind, beeinflusst unser Denken, unser Handeln und unsere körperliche Gesundheit. Es wirkt auf unsere Mitmenschen und hat Einfluss auf unsere Natur und unsere Umwelt – und das weltweit.

Hildegard vergleicht die Zusammenhänge mit einem großen Netz: Wenn wir an einer Masche des Netzes ziehen, bewegt sich das gesamte Netz bis zur letzten und kleinsten Masche. Wenn wir also unseren Zorn mithilfe eines Steins beherrschen lernen, tragen wir zu einer friedlicheren Welt bei.

Nach Hildegards Beschreibungen soll sich der Mensch im Laufe seines Lebens entwickeln, aus seinen Schwächen lernen und daraus Stärken werden lassen. Darin liegt die Chance für persönliche Entwicklung und die Möglichkeit für Veränderung. Es gehört zur Verantwortung jedes Einzelnen, seine positiven Eigenschaften zu stärken und so zum Wohl des Ganzen beizutragen.

Deshalb beschreibt Hildegard in ihrem Werk auch die Tugenden als „Seelenkräfte", die dem Menschen zur Verfügung stehen. Diese Seelenkräfte stärken oder schwächen den Gesundheitszustand des Menschen und deshalb setzt die Heilung mit den Steinen bei der Stärkung der Tugenden an und wirkt über diese auf die Seele und diese wiederum auf den Körper.

Natürlich hat Hildegard viele pflanzliche Heilmittel beschrieben, die auf körperlicher Ebene rasch und zuverlässig helfen. Die Heilsteine kommen sozusagen „von der anderen Seite", indem sie die Gründe für eine Krankheit, den Zorn, die Unbeherrschtheit, die negativen Denkmuster usw., subtil beeinflussen und in die positive Richtung steuern.

Die Heilwirkung der Steine wird bei Hildegard wunderbar beschrieben und es ist auffallend, wie sie Anwendung und Wirkung der Heilsteine vor allem für die unterschiedlichen Gemütszustände beschreibt. In erster Linie für Zorn, Trauer

und Ungeduld nennt sie relativ viele Steine, aber auch für Augenleiden und rheumatische Erkrankungen.
Sie wusste bereits im 12. Jahrhundert, dass körperliche Leiden durch geistige und seelische Befindlichkeiten beeinflusst und hervorgerufen werden. Dieser Zusammenhang ist bei ihr ganz selbstverständlich und wer die Seele heilt, hilft dem Körper, sich wieder selbst zu kurieren. Die Wechselwirkung von Körper und Seele findet ständig statt, und es ist verwunderlich, dass dies heute nicht genauso selbstverständlich gesehen wird.
In den Schriften Hildegards gibt es nur 19 Mineralien mit heilender Wirkung – zudem Süßwasserperlen, Gold, Silber, Stahl, Kupfer und Eisen. Diese überschaubare Zahl erleichtert die Wahl des richtigen Steins und macht den Besitz auch leistbar.
Die Echtheit des Kapitels über den Bernstein und das Gold wird von Hildegardkennern in Frage gestellt und deshalb ist der Bernstein in diesem Buch nicht erwähnt.
Das Gold findet jedoch seinen Platz, weil es oft geholfen hat und von Dr. Gottfried Hertzka und vielen Hildegardfreunden erfolgreich eingesetzt wurde.
Interessant sind auch die Anweisungen Hildegards für die jeweilige Anwendung. So finden wir als Trägermaterial Wein, Wasser, Essig und Speichel. Das mutet auf den ersten Blick etwas mittelalterlich an, aber wir wissen heute, dass Speichel körpereigenes Antibiotikum und Zellwachstumsmittel enthält. Deshalb schleckt man automatisch eine kleine Wunde ab, nimmt einen verbrannten Finger reflexartig in den Mund oder gibt Kindern Spucke auf die schmerzende oder abgeschürfte Stelle. Viele erinnern sich auch noch an das Beruhigungs- und Heilungssätzchen

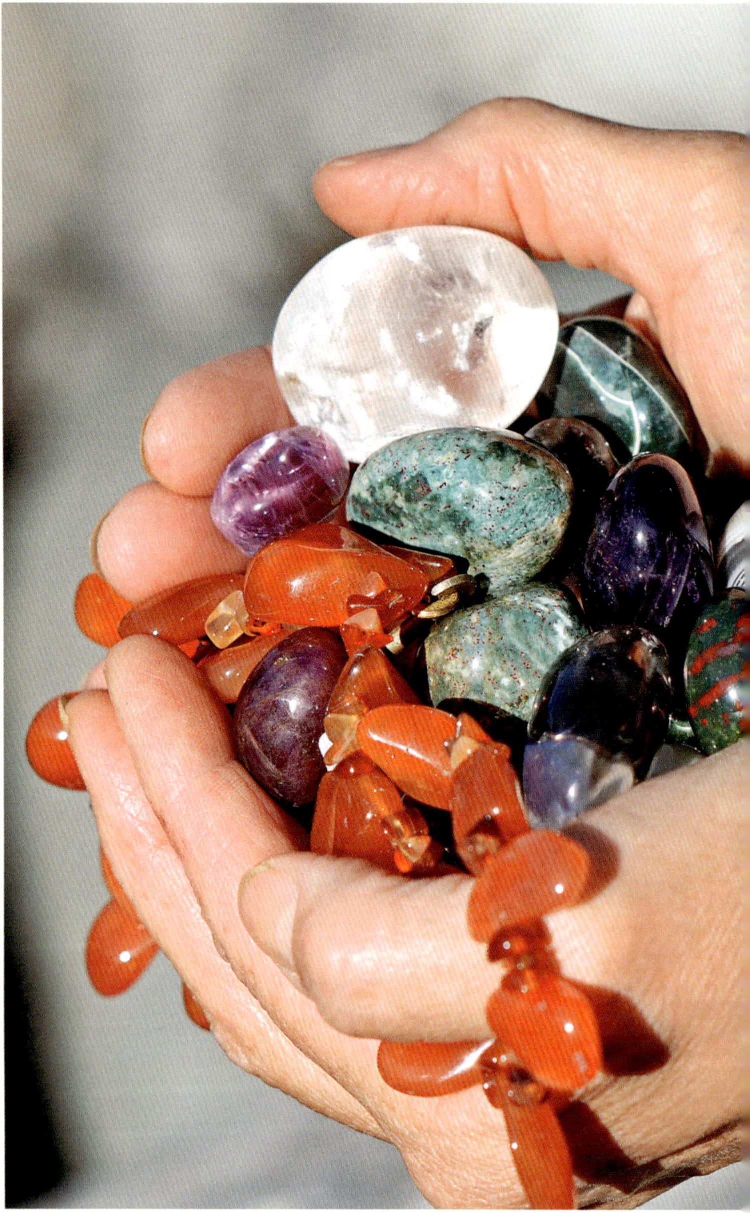

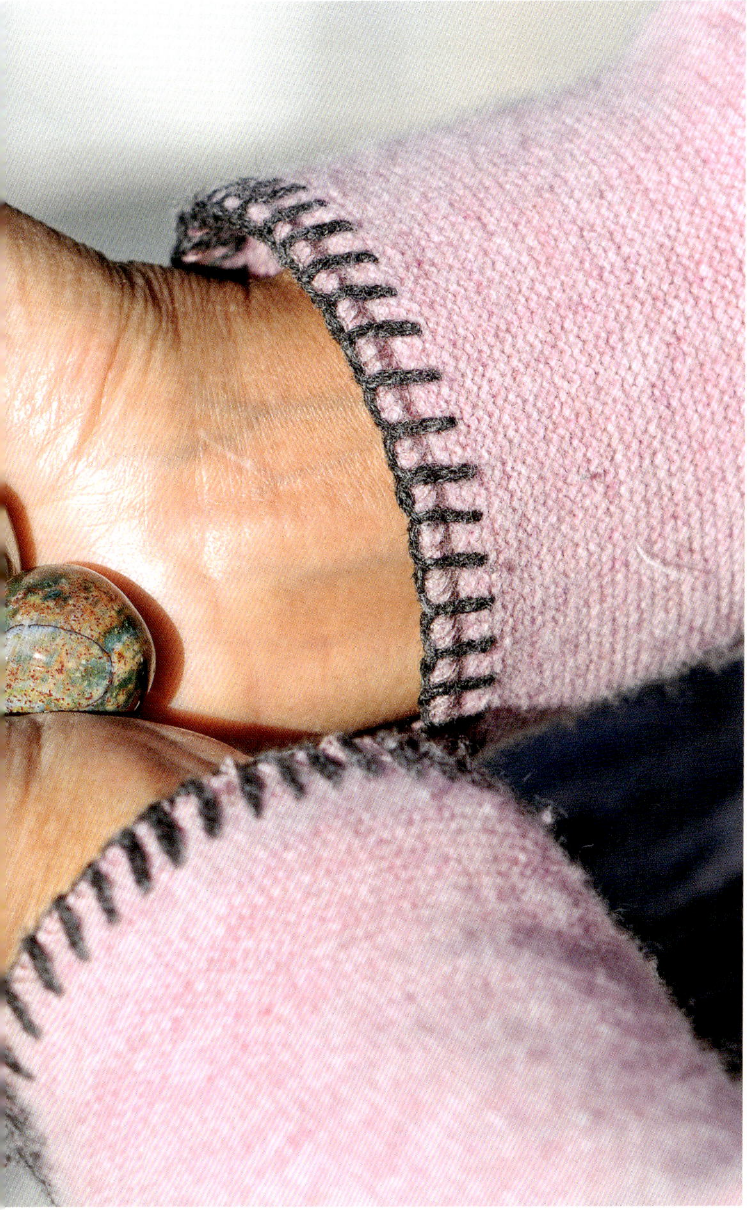

„Heile, heile Spätzle, wird schon wieder gut", das man Kindern vorgesungen hat, während man Spucke auf die schmerzende Wunde verstrichen hat. Und so wird Speichel in Verbindung mit der Kraft des passenden Steins zu einem ganz persönlichen Heilmittel.
Hildegards Hinweis *„... und er wird gesund, es sei denn, Gott will nicht"* ist eine große Herausforderung für alle, die sich Genesung und Heilung erhoffen. Wir wissen oft nicht, welchen Sinn eine Krankheit oder ein Leiden hat, und können erst im Nachhinein erkennen, welchen Weg wir gegangen sind, der ohne unsere Krankheit ganz anders verlaufen wäre. Dies soll ein kleiner Trost für all jene sein, die mit dem Schicksal oder einer Krankheit hadern, weil sie nicht die erhoffte Heilung erfahren.
Die Gebete, die Hildegard niederschrieb, sind von der „Wortgewalt" her heute doch etwas schwer verständlich und deshalb wurden sie in diesem Buch nicht zitiert, mit Ausnahme des Topasgebets. Jeder Leser kann bei der Anwendung des Heilsteins, bei dem ein Gebet empfohlen wird, seine eigenen Worte finden und seine Bitte bzw. sein Gebet formulieren.

Anwendung und Reinigung

Steine können je nach Krankheitsbild auf verschiedene Art angewendet werden. Oft reicht es, einen Stein zu tragen, mit ihm zu spielen oder an ihm zu lutschen.
Manchmal braucht es ein bestimmtes „Trägermaterial", damit der Stein seine optimale Wirkung erzielt. Wasser, Wein, Essig und Speichel sind solche Trägermaterialien,

welche die Schwingung des Steins aufnehmen und an den Körper weitergeben.

Kristallwasser

wird auch Steinwasser genannt, oder dem verwendeten Stein entsprechend Bergkristall-, Chalzedon-, Chrysopraswasser usw. Nicht alle Steine eignen sich für Kristallwasser. Zubereitung: Einen passenden Stein in einen Glaskrug geben, mit Wasser auffüllen und an einem sonnigen, zumindest lichtdurchfluteten Ort ca. 24 Stunden stehen lassen. Dieses Wasser über den Tag verteilt trinken oder Säfte und Tee damit zubereiten.

Beim Zubereiten von Kristallwasser sollen nur ein bis zwei verschiedene Steine zusammen in einem Krug sein, um die Wirkung nicht gegenseitig zu beeinflussen. Bergkristall und Chalzedon passen beispielsweise gut zusammen. Es können jedoch mehrere Krüge mit unterschiedlichen Steinen gleichzeitig im Einsatz sein.

Kristallwein

Alkohol passiert die Blut-Hirn-Schranke und so wird Wein zum Transportmittel und ermöglicht eine intensivere Wirkung.

Kristallessig

Essig nimmt die Wirkung des Steins auf und wirkt vor allem über die Magenschleimhaut.

Stein auf der Haut tragen

Die Haut verfügt über unzählige Nervenpunkte und Nervenbahnen und hat die wunderbare Fähigkeit, alle Reize und Impulse optimal weiterzuleiten. An gut durchbluteten Stellen wie am Hals oder am Handgelenk können die Schwingungen der Steine besonders gut aufgenommen und von dort an die geschwächten Organe und Zellen weitergeleitet werden. Dafür am besten einen Stein, eine Kette, ein Armband oder einen Ring tragen.

Stein gezielt auflegen

Bei Schmerzen einen Stein auf die betroffene Stelle legen oder kleben. Bei Meditationen einen Stein auf den Scheitel oder die Stirn auflegen. Bei Herzproblemen einen Stein aufs Herz legen.

Handschmeichler

Mit dem Stein spielen oder im Hosensack tragen.

Am Stein lutschen

Speichel ist ein besonderes Trägermaterial und enthält körpereigenes Antibiotikum und Zellwachstumsmittel. In Verbindung mit der Heilkraft des Steins entsteht ein ganz persönliches Heilmittel.

Stein unterm Kopfkissen

Bei Schlafproblemen, Ängsten, Alpträumen und Sorgen einen Stein (Jaspis) unters Kopfkissen legen.

Meditation

Mit einem passenden Stein auf der Stirn oder auf dem Scheitel meditieren, um Klarheit oder Einsicht zu erlangen.

Raumschutz

Einen Bruchstein oder eine Druse auf der Fensterbank und im Raum aufstellen, um negative Gedanken abzuwehren und um das Raumklima zu verbessern.

Reinigung und Aufbewahrung

Es ist wichtig, die Steine immer wieder zu reinigen, indem man sie einige Minuten unter leicht fließendes Wasser gibt und sie gelegentlich an die Sonne legt.
Auch das „Aufladen" in einer Amethystkapelle oder auf einem großen Bergkristallbruchstein ist bei vielen Steinfreunden sehr beliebt.
Wer den Rubin zur Behandlung von Fieberblasen, Candida und Herpes benützt, sollte ihn täglich mindestens 15 Minuten in kochendem Wasser reinigen. Und bei diesen Anwendungen sollte jeder seinen eigenen Stein besitzen und verwenden.
Steine am besten in einer hübschen Schale oder in einem Glas sichtbar aufbewahren.

Achat

„Will ein Mensch diesen Stein tragen, so lasse er ihn auf der bloßen Haut ruhen, damit er davon sich erwärmt."

Der Achat ist optisch ein bescheidener Stein, hat aber starke Wirkung. Er ist meist gestreift (gebändert) oder gefleckt und in verschiedenen Farbvarianten erhältlich. In der Natur kommt er in bräunlichen, grauen bis hin zu orangen Farbtönen vor. Da er sich leicht einfärben lässt, finden wir ihn im Handel auch in vielen bunten Farben. Er sieht dann zwar hübsch und farbenfroh aus, ist allerdings ein reiner Schmuckstein. Als Heilstein verwenden wir Steine in naturbelassenen Farben.
Der Achat gilt bei Hildegard als Schutz- und Segensstein, als Lern- und Gedächtnisstein, er hilft bei Insektenstichen und Zeckenbissen, bei Epilepsie und Mondfühligkeit.
Mit ihm lässt sich **Achatwasser** herstellen – für Mondsüchtige, Epileptiker und Menschen, die im „Quartal" ihren Süchten folgen.

„Die Wesensart des Achat macht den Menschen geschickt und feinfühlig und klug im Gespräch."

Der Achat gilt im Sinne Hildegards als **Examens- und Gedächtnisstein** und wirkt am besten, wenn man ihn direkt auf der Haut trägt. Er hilft, leichter zu lernen, das Gelernte wieder abzurufen und klug zu argumentieren. Kinder verwenden am besten einen Handschmeichler, den sie auch im Hosensack tragen können und bei Bedarf „zur Hand nehmen", oder einen Anhänger an einem Lederband. Bei Prüfungen und in wichtigen Gesprächen ein Achatarmband, eine Kette oder einen Anhänger direkt auf der Haut tragen. Das macht laut Hildegard klug im Gespräch bzw. bei der Prüfung. Der Achat hat schon manches Gespräch in die richtigen Bahnen gelenkt und dem Träger Sicherheit geschenkt.

„Wenn eine Spinne oder ein anderer Wurm sein Gift über den Menschen gegossen hat, ... wärme der Betroffene den Achat stark an der Sonne."

Der Achat hilft bei sämtlichen **Insektenstichen**, sogar bei **Zeckenbiss**, wenn man ihn an der Sonne oder auf einem erhitzten Tonteller anwärmt und auf die schmerzende Stelle auflegt.
Hildegard beschreibt auch, wie man den Stein über Dampf erwärmen, ihn dann eine Stunde im Wasser liegen lassen und mit diesem Wasser die betroffene Stelle immer wieder pflegen soll.
Wem diese Prozedur zu aufwendig ist, kann den Stein anhauchen oder abschlecken und ihn so auf den Insektenstich auflegen.

„Ein Mensch, der die Fallsucht hat und mondsüchtig ist, soll immer einen Achat auf seiner Haut liegend haben, dann wird es ihm besser gehen."

Mondsüchtige, Schlafwandler, Getriebene und **Epileptiker** sollen immer einen Stein auf der Haut tragen und zudem das „Achatwasser" zubereiten.

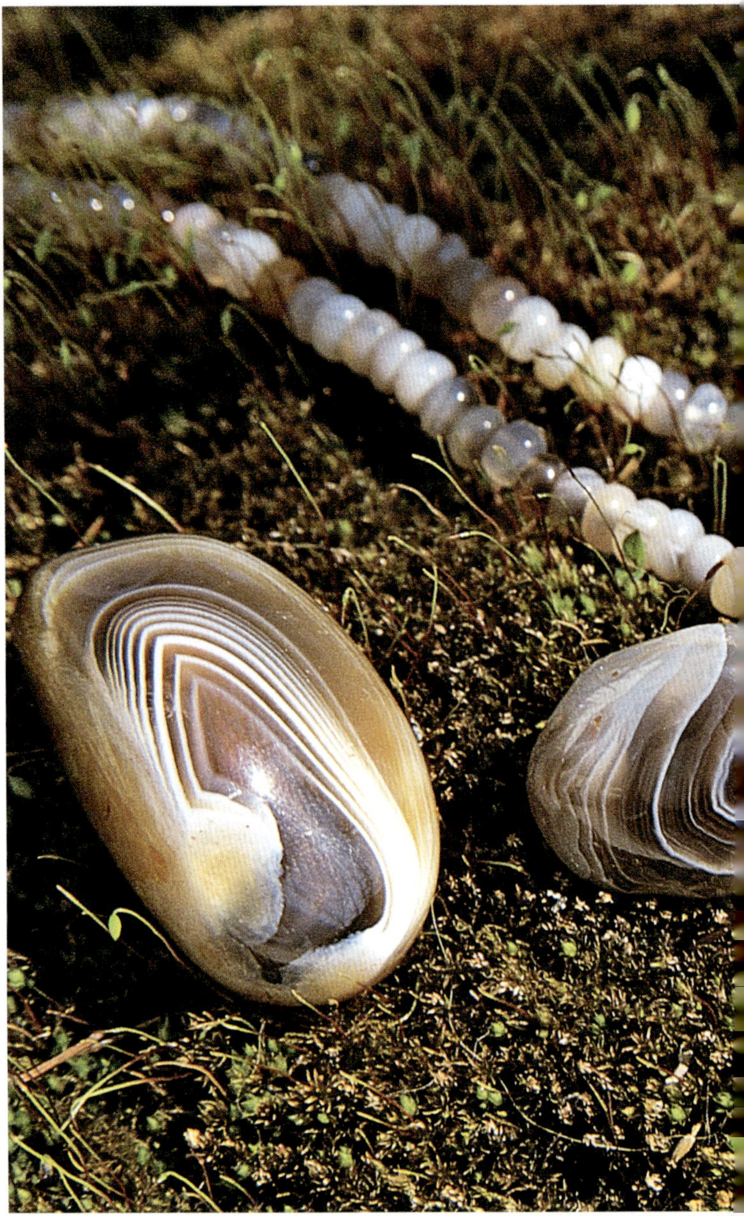

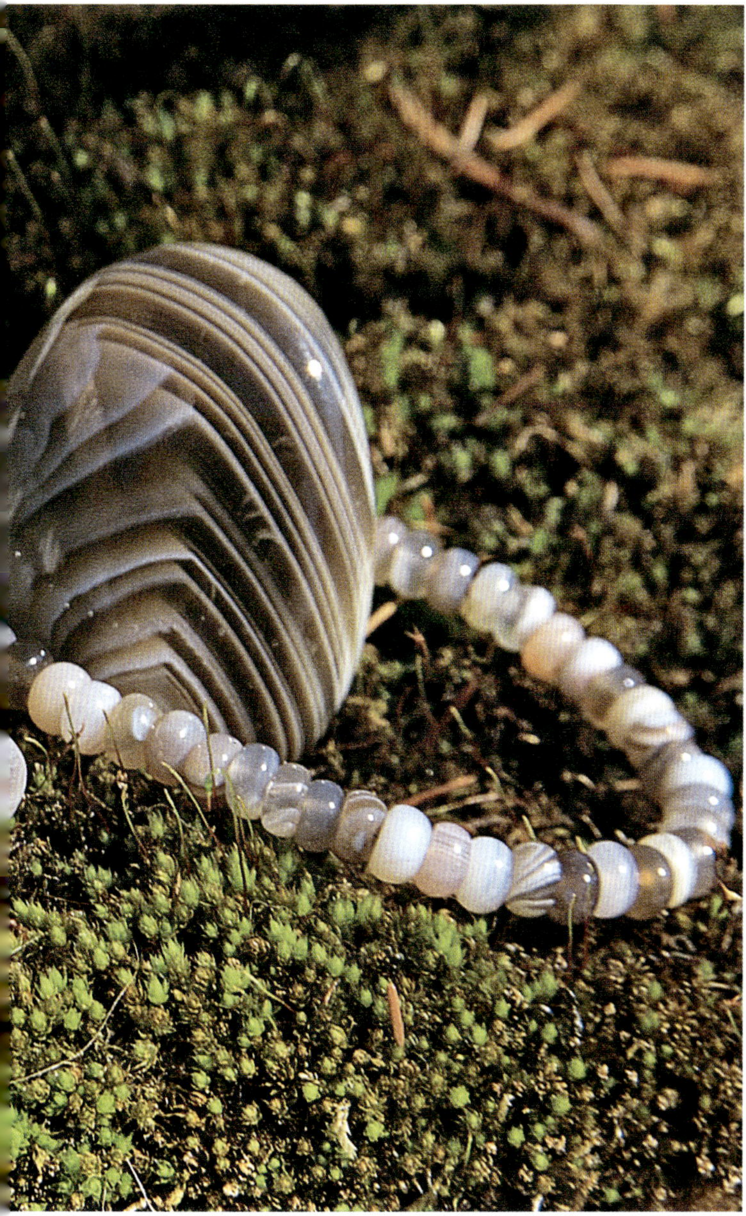

Dafür sinnvollerweise ein großes Gefäß und mehrere Achatsteine nehmen. An drei Vollmondtagen Achate ins Wasser legen, am vierten Tag entfernen und das Wasser erhitzen, aber nicht kochen. Mit diesem Wasser bis zum Neumond alle Speisen zubereiten und den Achat in alle Getränke geben.
Diese Prozedur bei Mondsucht fünf Monate, bei Epilepsie zehn Monate machen und *„er wird sein Bewusstsein und die Gesundheit wieder erlangen, wenn Gott es nicht verhindert".*

„Ehe ein Mensch zu Bett geht, trage er allabendlich einen Achat auf der flachen Hand liegend kreuzweise durchs Haus."

Um sich vor **Einbruch** zu schützen, empfiehlt Hildegard, den Stein in der offenen Hand durch das Haus zu tragen – und zwar zuerst längs im Raum und dann quer. Dies kommt einem **Ritual** gleich und bringt **Schutz und Segen** aufs Haus bzw. in die Wohnung, beendet den Tag und begrüßt die Nacht.

Amethyst

„Dieser Stein muss ins Wasser gelegt werden, damit dieses Wasser mittels Kraft und Wärme des Steins durch ihn wirksam werde."

Der Amethyst ist hell- bis dunkellila, er kann auch weiße Einschlüsse haben und manchmal fast durchsichtig wirken. Er wird auch gerne als Druse oder so genannte Kapelle im Wohnraum aufgestellt.
Bei Hildegard ist der Amethyst der Gedanken- und Raumschutz- sowie der Meditationsstein. Er kommt bei Hautproblemen, Altersflecken und als Kosmetikum, bei Insekten- und Zeckenbiss sowie bei Schwellungen und Verspannungen zum Einsatz.
Mit ihm lässt sich **Amethystwasser** herstellen – als Kosmetikum zur äußerlichen Anwendung.

Als **Gedanken-Schutzstein** kann der Amethyst sowohl negative eigene als auch schlechte Gedanken anderer Menschen abwehren. Dafür ist es am besten, den Stein in Form einer Scheibe oder als Kette sichtbar zu tragen und einen Bruchstein oder eine Druse im Wohnraum aufzustellen.

„Wenn ein Mensch in seinem Gesicht Flecken hat, befeuchte er den Amethyst mit seinem Speichel und bestreiche sein Gesicht mit dem befeuchteten Stein."

Der Amethyst ist das einzige „Kosmetikum" bei Hildegard und sie dürfte mit „Flecken im Gesicht" echte Hautprobleme

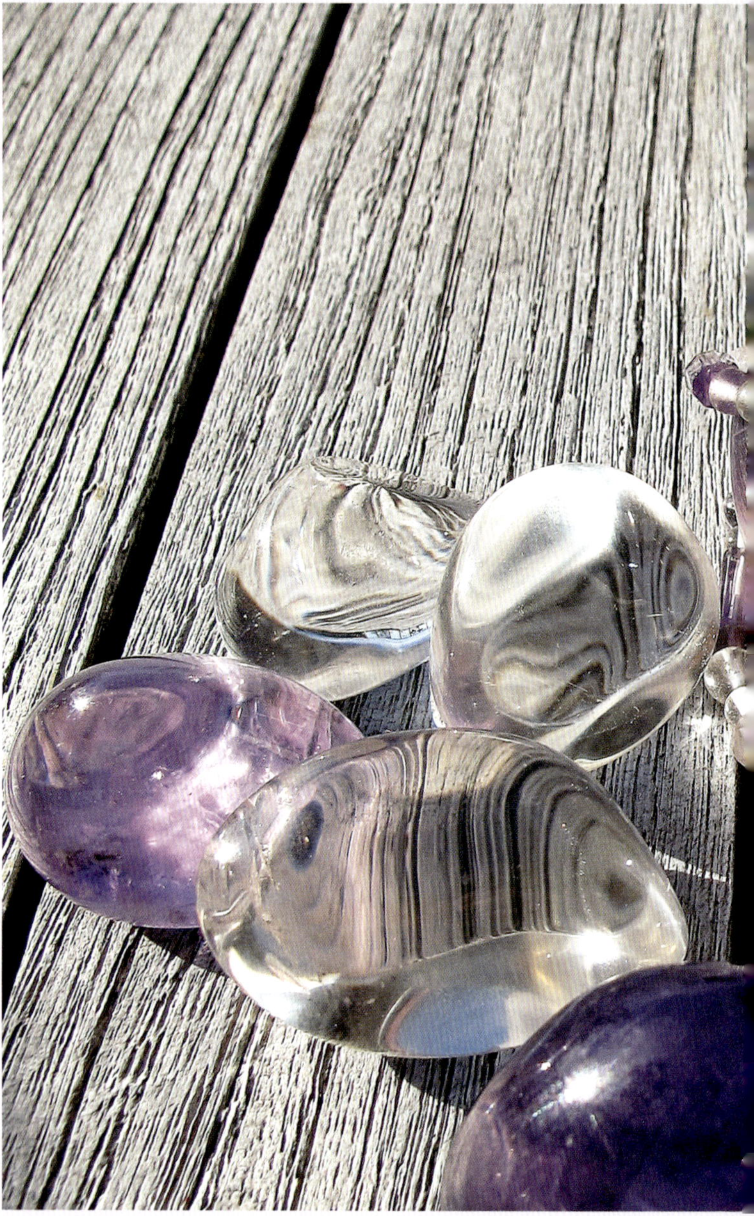

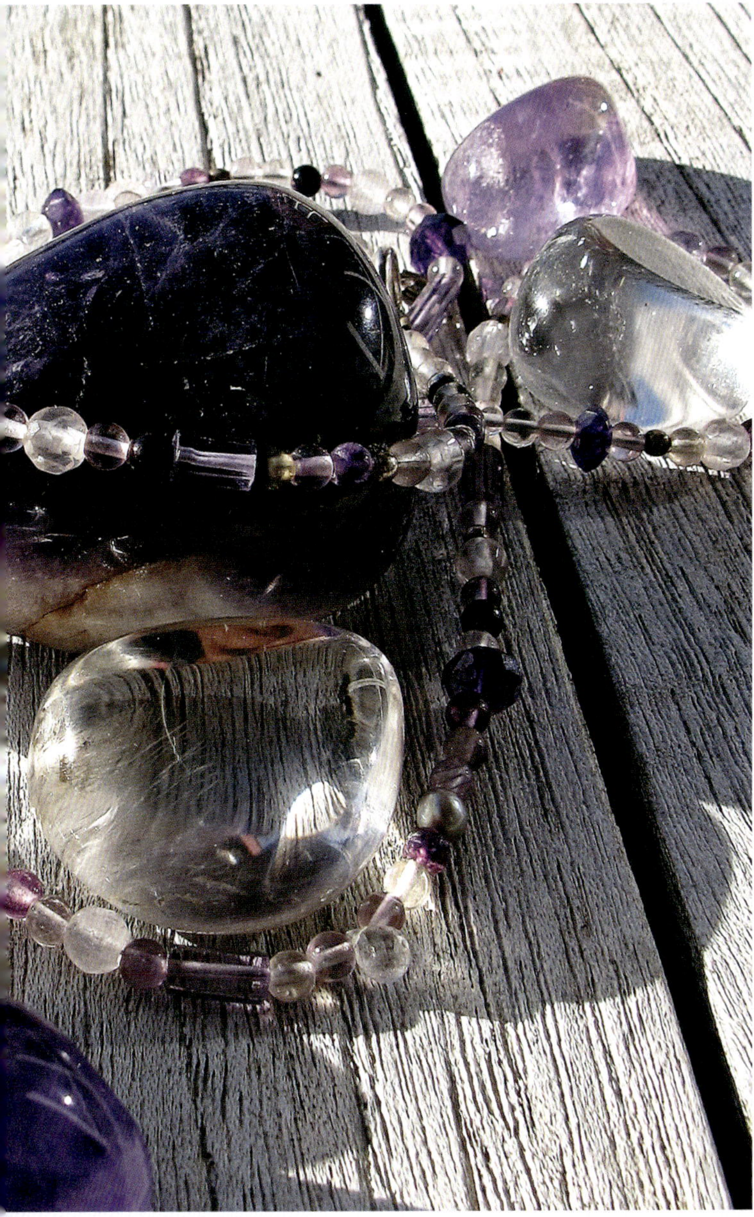

wie **Akne, Pigmentstörungen, Muttermale** und **Altersflecken** – ja vielleicht sogar **Hautkrebs** – gemeint haben. Einen Amethyst abschlecken und immer wieder über die betroffene Stelle streichen. Zusätzlich zu dieser einfachen Anwendung beschreibt Hildegard die Herstellung und Anwendung des Amethystwassers, die anfangs etwas aufwendig scheint, mit etwas Routine aber leicht gelingt und vor allem einen schönen Erfolg zeitigt:
Einen Topf mit Wasser erhitzen und den Amethyst auf zwei Kochlöffelstielen ca. 20 Minuten über den Wasserdampf halten. Die Herdplatte ausschalten und den Amethyst noch eine halbe Stunde im Wasser liegen lassen.
Mit diesem Steinwasser oft Packungen machen. *„Und mit diesem Wasser wasche er sein Gesicht, und das tue er oft, und er wird eine zarte Haut und eine schöne Farbe im Gesicht haben."*

„Wenn ein Mensch irgendwo an seinem Körper von einer frischen Geschwulst anschwillt, mache er den Amethyst mit seinem Speichel feucht und mit dem so befeuchteten Stein berühre er die Stelle der Geschwulst überall und die Geschwulst wird sich verkleinern und verschwinden."

Dieses Heilungsversprechen hat sich in der Praxis schon oft bewahrheitet. **Zysten, Schwellungen, Hämatome** und **Überbeine** lassen sich auf diese einfache Art behandeln. Der eigene Speichel hat dabei eine wichtige Funktion.

„Und wenn eine Spinne den Menschen an seinem Körper gestochen hat, streiche er den Stein über den Stich und er wird geheilt werden."

Mit „Spinne" sind auch Zecken gemeint, da sie ebenfalls zu den Gliederfüßlern gehören. Der Amethyst bietet Schutz vor **Zeckenbiss**, denn laut Hildegard meidet die Spinne bzw. die Zecke denjenigen, der diesen Stein am Körper trägt. In der Praxis hat sich gezeigt, dass Kinder, die den Amethyst bei einem Schulausflug bei sich hatten, im Gegensatz zu ihren Mitschülern nicht gestochen wurden.
Bei **Insektenstichen, Zeckenbiss** und bei frischer **Geschwulst** hilft der Amethyst sofort und zuverlässig. Den Stein einspeicheln und über die betroffene Stelle streichen.

Zudem hilft der Amethyst bei **Nackenverspannungen**, wenn man ihn auf die betroffene Stelle legt.

Bergkristall

„Und so trinke er oft dieses Wasser und es wird ihm besser gehen im Herzen, im Magen oder im Bauch."

Der Bergkristall ist ein wunderbarer Stein, der häufig vorkommt und wohl auch deshalb unter seinem Wert bzw. unter seinen Fähigkeiten gehandelt wird. Er kann glasklar bis milchig trüb sein und hat sowohl als Trommelstein als auch als Rohstein großartige Wirkung. Seine vielseitigen Anwendungen machen ihn als Heilstein unverzichtbar.
Als Schmuckstein sieht er hübsch aus und stellt, etwa als Kette getragen, seine Kraft ganz nebenbei zur Verfügung. In Kombination mit Süßwasserperlen verstärkt sich zusätzlich seine Wirkung.
Der Bergkristall fördert den Stoffwechsel und die Drüsentätigkeit und kann täglich und von allen Menschen zur Unterstützung dieser Körperfunktionen verwendet werden. Weitere Anwendungsfelder sind Bindehautentzündungen und Phobien, er unterstützt die Meditation und sorgt für geistige Klarheit.
Bei Männern ist seine Wirkung über der Leiste am stärksten – deshalb am besten im Hosensack tragen. Als **Wasserstein** gehört er zu den Heilsteinen, die täglich angewendet werden können und sollen.

„Wem eine Erhebung an der Kehle wächst oder anschwillt, der erwärme den Bergkristall an der Sonne. Über den durch die Sonne gewärmten Stein gieße er Wein. Davon trinke er oft und drücke auch den sonnengewärmten Bergkristall

oft über die Erhebung an der Kehle und sie wird kleiner werden."

Bei **Schilddrüsenproblemen** und bei **Zysten** ist der Bergkristall ein wichtiger und täglicher Begleiter. Wie Hildegard schreibt, soll man in diesen Fällen einen Bergkristall an der Sonne wärmen und auf die Kehle auflegen, Bergkristallwasser trinken und zusätzlich Wickel mit Kristallwasser machen. Dazu am besten ein Leinentuch in warmem Kristallwasser tränken, um den Hals legen und mit einem Schal warm halten. Es ist wichtig, dass der Wickel nicht auskühlt, da es sonst leicht zu Erkältungen kommen kann.
Eine Bergkristallkette unterstützt die Wirkung der beschriebenen Anwendungen und sieht hübsch aus, vor allem in Kombination mit Süßwasserperlen.

Bei **Angina** Bergkristallwasser trinken und Tag und Nacht eine Kristallkette tragen, auf die vorzugsweise noch einige Süßwasserperlen mitgefädelt sind.

„Und wem die Augen sich verdunkeln …"

Bei **Bindehautentzündungen** empfiehlt Hildegard ebenfalls den Bergkristall. Einen Stein von der Sonne aufwärmen lassen und auf die Augen legen; zusätzlich Augenkompressen mit Bergkristallwasser machen.

„Wer im Herzen, im Magen oder im Bauch leidet, wärme den Bergkristall an der Sonne und gieße über den sonnengewärmten Stein Wasser, lege dann den Kristall für eine

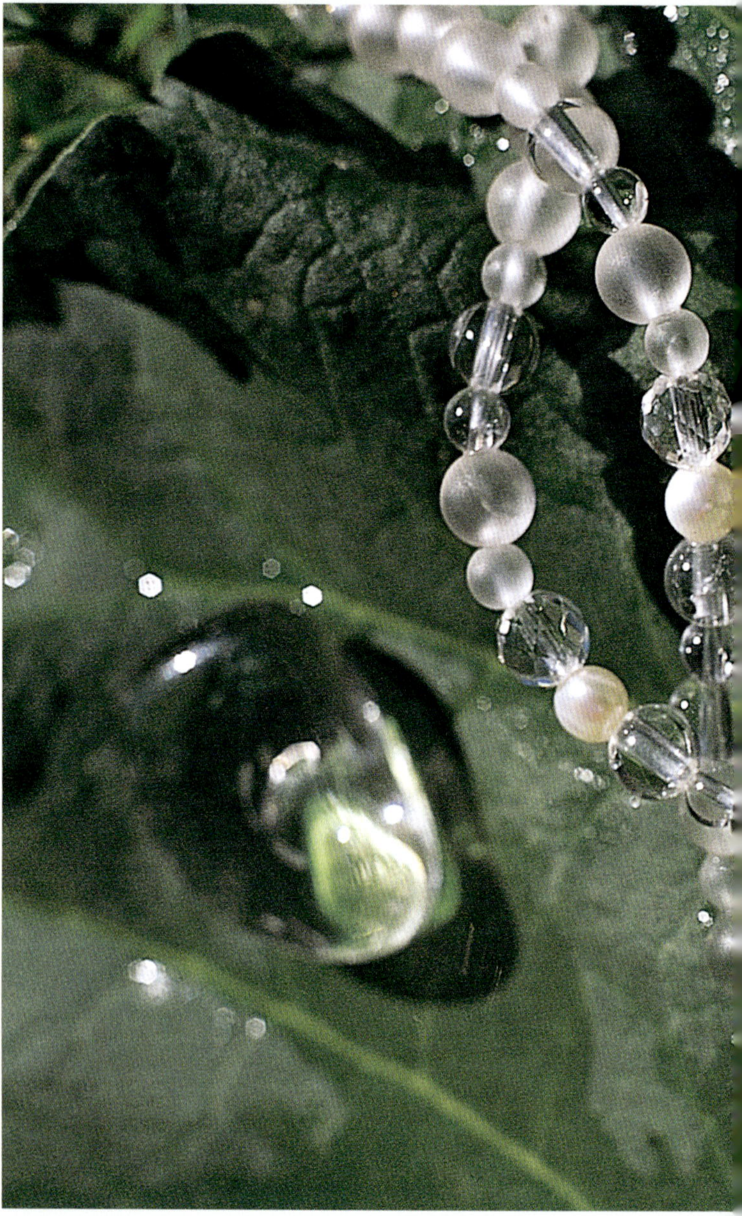

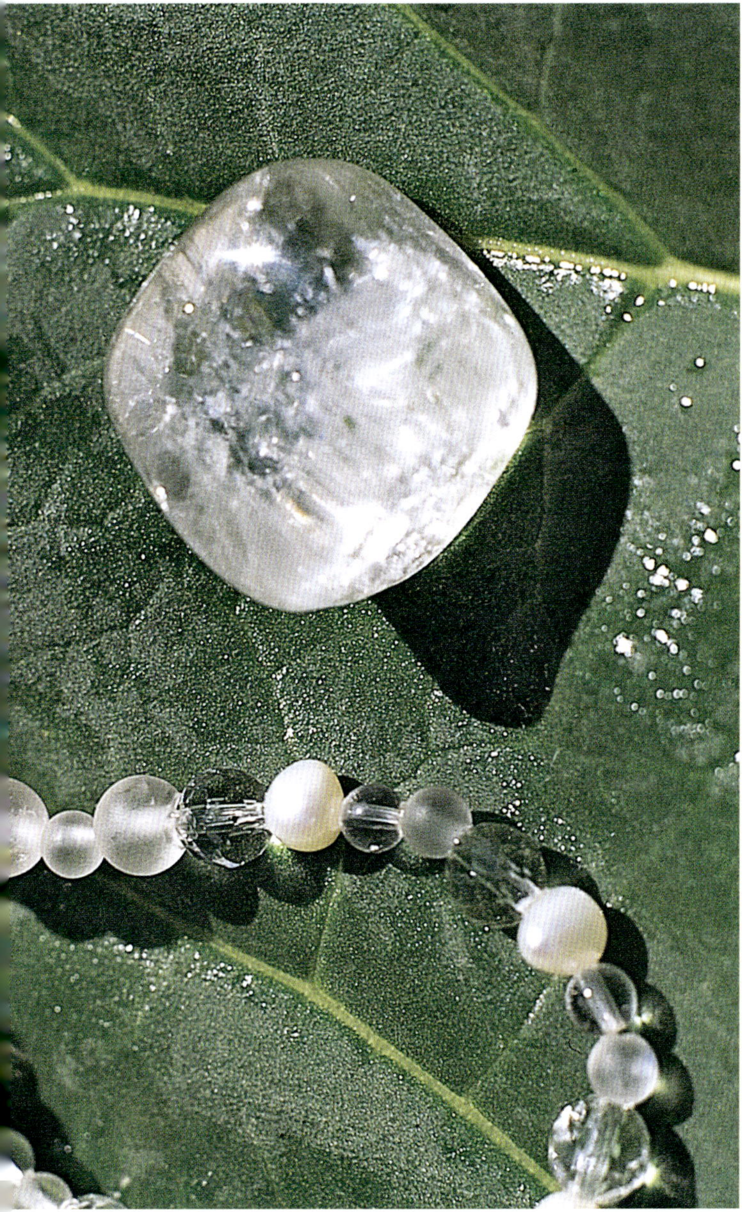

Stunde in dieses Wasser und nehme ihn dann wieder heraus. Er trinke dieses Wasser oft und es wird mit dem Herzen, dem Magen oder dem Bauch besser gehen."

Diese Anwendung hilft bei **Herz-, Magen- und Bauchschmerzen**, die durch eine **Dysfunktion der Schilddrüse** hervorgerufen werden.

Bei **Phobien** hilft der so genannte Bergkristallwein. Einen Bruchstein von der Sonne aufwärmen lassen, ein Viertel Liter Wein über diesen Stein gießen und drei Mal täglich ein Likörglas davon trinken.
Diese Anwendung über einen längeren Zeitraum machen, bis die Phobien abklingen.

Um Klarheit bei **Entscheidungen** zu erlangen und um seine **Gedanken** zu **ordnen**, einen Bergkristall während einer Meditation oder eines Gebetes auf die Lider bzw. auf den Scheitel legen.

Beryll – Aquamarin

„Wenn ein Mensch gerade Gift isst oder trinkt, soll er vom Beryll mäßig in Wasser schaben und sogleich trinken."

Der Beryll ist verwandt mit dem Smaragd und dem Aquamarin. Wer keinen Beryll zur Hand hat, kann ersatzweise einen Aquamarin verwenden. Der Beryll wurde in antiker Zeit pulverisiert und in Wasser getrunken, um Vergiftungen auszuleiten. Heute bereiten wir mit ihm Wasser zu, das die Information und Schwingung des Steins aufnimmt und an den Körper weiterleitet.
Der Beryll ist der Drogen-, Alkohol- und Entgiftungsstein der Hildegardlehre, auch bei Streitlust und Streitsucht hilft er zuverlässig.
Er ist ein **Wasserstein** und hilft bei körperlichen Süchten, aber nicht bei Spielsucht oder ähnlichen Begierden.

„... und das Gift wird er entweder durch Übelkeit ausspeien, oder es wird ihm durch das Hinterteil hindurchgehen."

Der Beryll wird als **Drogenentgiftungsstein** eingesetzt, indem man Kristallwasser mit ihm bereitet und dieses über eine längere Zeit trinkt und zusätzlich einen Beryll als Kette oder Anhänger auf der Haut trägt. Ergänzend empfiehlt es sich, den Beryll als Handschmeichler einzusetzen. Auf dieselbe Art eingesetzt, hilft er auch bei **Alkoholproblemen**.

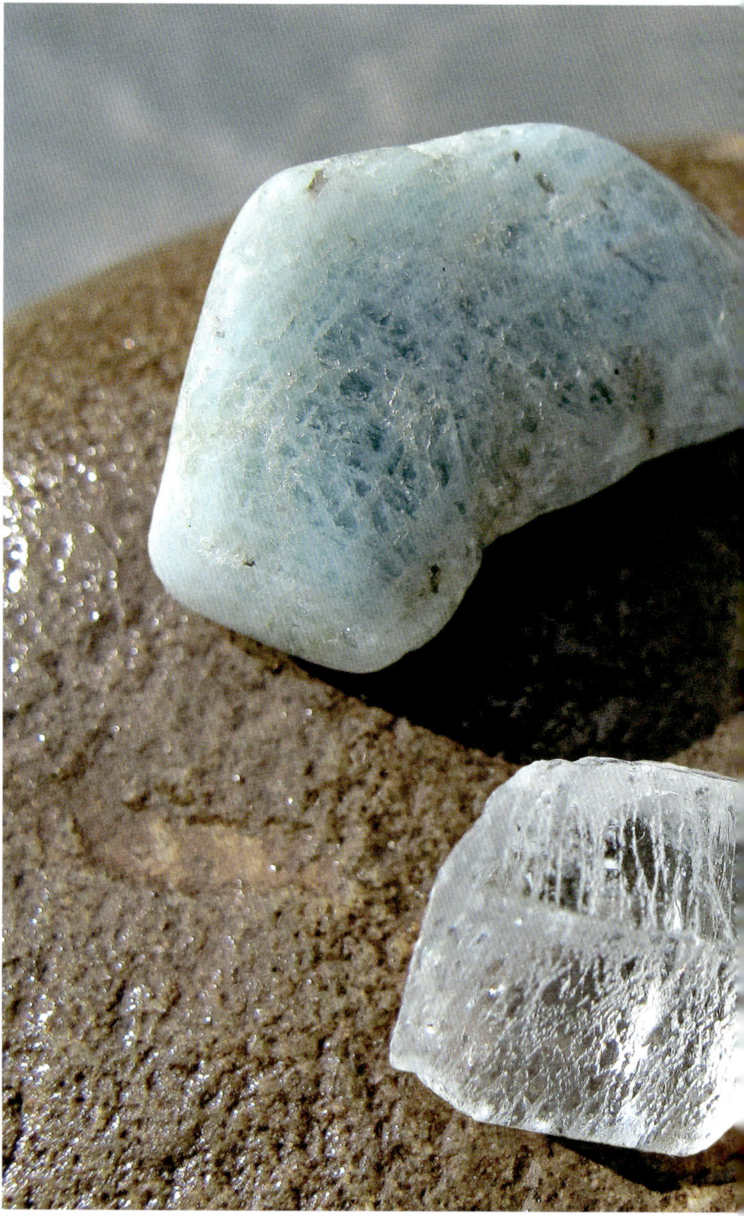

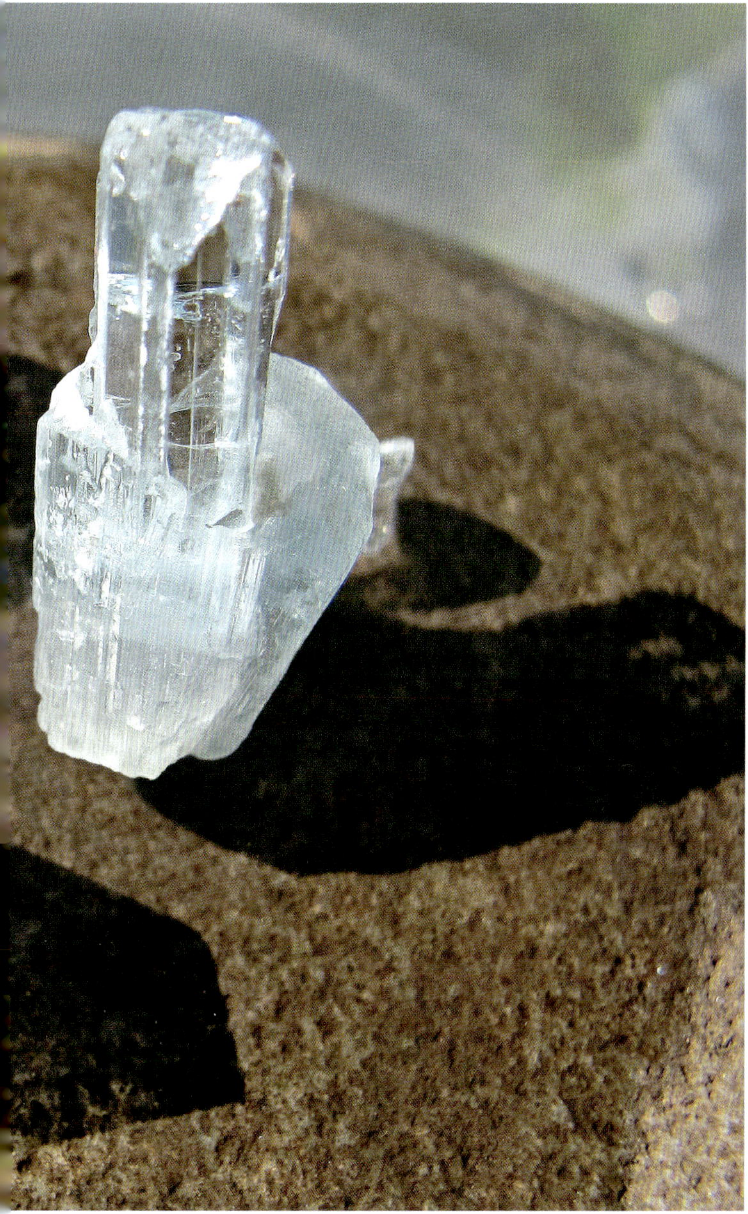

„Wer einen Beryll immer bei sich hat und ihn oft in seiner Hand hält und betrachtet, streitet nicht leicht mit anderen Menschen und ist nicht streitlustig, sondern bleibt friedlich."

Der Beryll ist eine wunderbare Hilfe bei **Zank und Streitereien**. Ob streitende Kinder, streitbare Mitmenschen oder die eigene **Streitlust** der Grund für seinen Einsatz ist, er hilft in jedem Fall.
Mit dem Beryll oder einem Aquamarin täglich Wasser zubereiten und dieses über einen längeren Zeitraum regelmäßig und über den Tag verteilt trinken. Einen oder mehrere Bruchsteine im Raum, vorzugsweise auf der Fensterbank, aufstellen und zusätzlich eine Kette oder einen Anhänger tragen. Diesen Schmuck immer wieder ansehen und zusätzlich einen Trommelstein in die Hand nehmen und damit spielen.

Chalzedon

„Wenn ein Mensch den Chalzedonstein trägt, soll dieser seine Haut berühren und wenn möglich über einer Ader des Körpers zu liegen kommen. Jene Ader und damit das Blut nehmen die Wärme und die innewohnende Kraft dieses Steines an und übertragen dessen Kräfte in die anderen Adern und ins übrige Blut."

Der Chalzedon wirkt in seinem zarten Blau sehr ansprechend und man spürt seine besänftigende Wirkung schon beim Anschauen. Er ist ein Hormonstein und gleicht Stimmungsschwankungen aus, die ja häufig durch Hormonschwankungen ausgelöst werden. Bei Stress und Zorn, Sprachhemmungen und Lampenfieber wirkt er beruhigend. Er ist ein wichtiger Stein im Klimakterium und in der Pubertät, da in diesen Lebensphasen die Hormone stark schwanken und die Stimmungen besonders beeinflussen.
Es hilft hervorragend und rasch, eine Kette oder ein Armband auf der Haut zu tragen, an einem Stein zu lutschen oder täglich Chalzedonwasser zu trinken. Männer können eine Chalzedonscheibe unter die Armbanduhr kleben und haben auf diese Art eine gute Wirkung, ohne dass der Stein allzu „ersichtlich" ist.
Als **Wasserstein** gehört er zu denen, die täglich eingesetzt werden können, denn Stress und hormonelle Schwankungen gehören leider zum Alltag.

„Der Chalzedon verleiht [dem Menschen] eine ganz starke Einstellung gegen den Jähzorn, wodurch sein Verhalten so

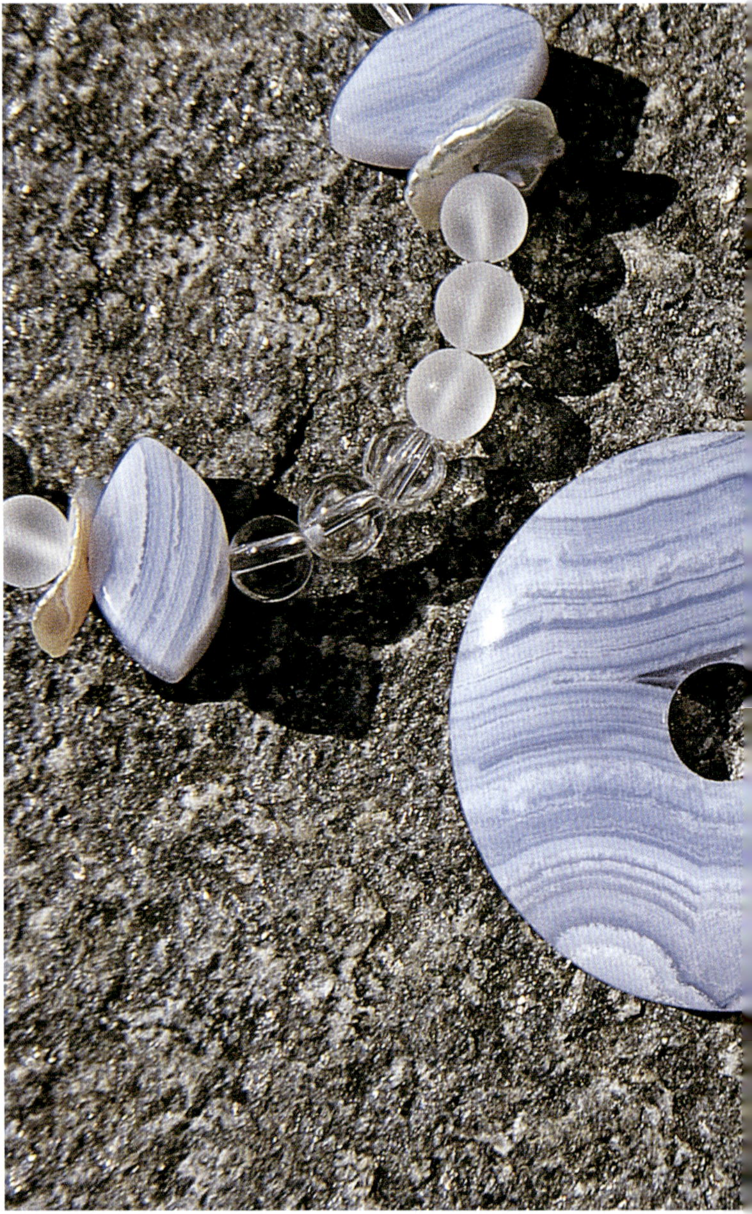

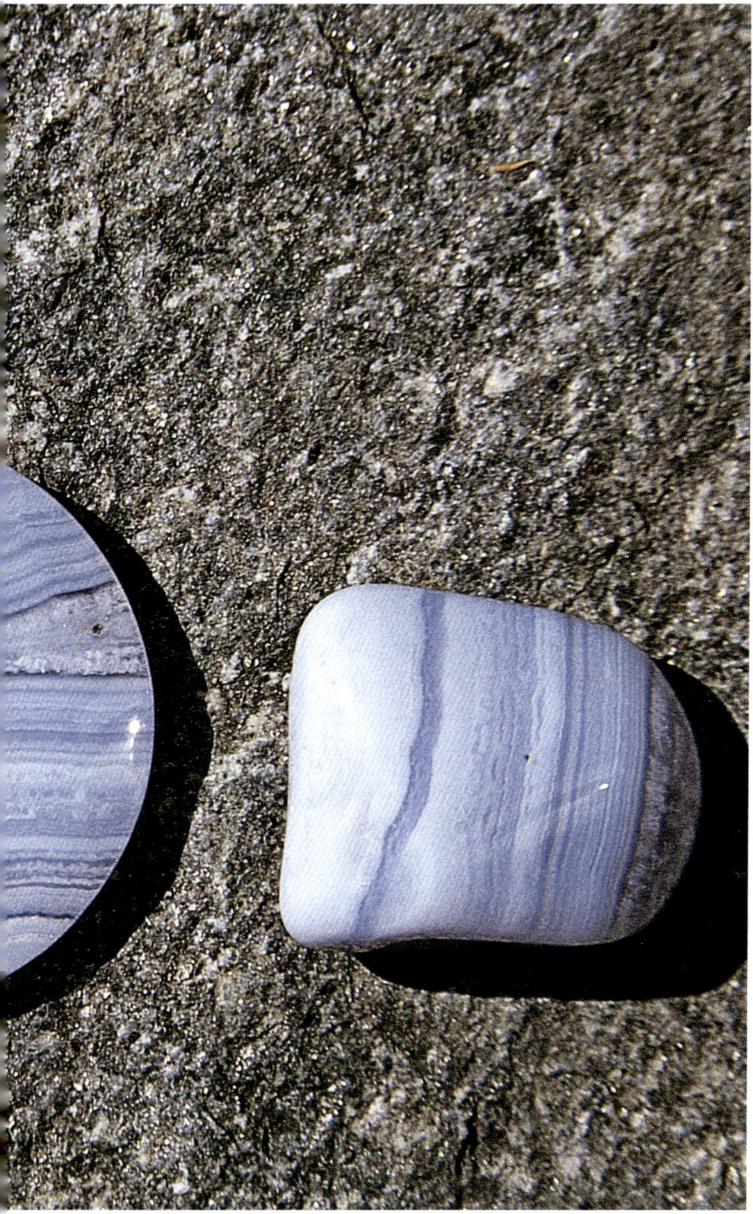

friedfertig wird, dass sich kaum jemand finden dürfte, der ihn durch Ungerechtigkeit beleidigen und ihn zum Zorn verleiten könnte, auch nicht zu einem gerechten."

Der Chalzedon gleicht bei jeder Art von **Zorn** aus – auch bei **Jähzorn**, der häufig aus dem scheinbaren Nichts den Menschen überfällt. Auf den Zorn folgt meist die Trauer und beide Gemütszustände führen nach Hildegard zur Vergiftung des eigenen Körpers durch die so genannte Melanche.
Menschen, die zu Jähzorn neigen, tragen am besten Tag und Nacht eine Chalzedonkette oder einen Donut direkt auf der Haut.
Die Empfehlung Hildegards, sich den „Stein an die Kehle zu halten", ist durch das Tragen einer Kette gegeben.

Auch bei **Stress** hilft der Chalzedon hervorragend und zuverlässig. Stress produziert im Körper ebenfalls Hormone, die wieder abgebaut werden müssen. Stress führt auch zu Übersäuerung und deshalb ist es sinnvoll, so wenig Stress wie möglich aufkommen zu lassen und dies mit einem Chalzedon als Kette, als Handschmeichler oder mit Steinwasser bereits im Vorfeld zu regulieren.
Eine Halskette aus einer Chalzedon-Jaspis-Mischung hilft am besten gegen Stress und mindert zudem Sorgen und negative Gedanken.

„Wer sich Redegewandtheit wünscht und die Kunst, beim Reden seine Worte richtig zu setzen, der nehme den Chalzedon in seine Hand und hauche ihn mit seinem Atem an, damit er sich dadurch feucht beschlage. Dann lecke er mit

seiner Zunge diese Feuchte ab und er wird den Menschen beharrlich Rede und Antwort zu stehen wissen."

Der Chalzedon hat sich bei **Lampenfieber** – auch eine Art von Stress – wunderbar bewährt und bringt die notwendige Ruhe und Gelassenheit.
Auch bei **Stottern, Lispeln** und **unklarer Aussprache** hilft der Chalzedon. Mehrmals am Tag anhauchen und in den Mund nehmen.
Kinder und Jugendliche tragen den Stein am besten an einem Lederband um den Hals und lutschen „nebenbei" an diesem Schmuckstück.
Sogar bei **Legasthenikern** und bei **Zungenlähmung** nach einem Schlaganfall hilft der Chalzedon.

Chrysolith

„Die ihm innewohnende Kraft ist fast lebendig, so dass ein neugeborener Vogel oder ein anderes Tier, wenn der Chrysolith daneben liegen würde, durch seine Kräfte so gefestigt würde, dass es bereits vor der Zeit zu laufen beginnt."

Der Chrysolith wird auch Olivin oder Peridot genannt und wirkt durch seine klare, grüne Farbe wohltuend auf den Betrachter. Die Kraft des Steines soll nach Hildegard die Entwicklung bei Kindern, die schwächlich oder etwas verlangsamt sind, begünstigen und beschleunigen. Er soll jedoch nicht dahingehend missbraucht werden, Wunderkinder zu erzeugen, sondern diejenigen zu kräftigen und zu stärken, die einen Nachteil in ihrer Entwicklung haben. Er gilt als Erkenntnisstein, der Talente und Kunstfertigkeit fördert, andererseits hilft er auch bei Herzweh durch Überforderung. Er ist kein Wasserstein.

„Wer Herzweh hat, benetze diesen Stein mit Olivenöl und streiche mit dem vom Öl benetzten Stein über die schmerzende Stelle und es wird ihm besser gehen."

Bei **Herzschmerzen durch Überforderung, Stress und Hektik** hilft der Chrysolith hervorragend und bringt die notwendige Ruhe und auch die notwendige Erkenntnis, dass etwas im Leben schief- bzw. zu schnell läuft. Die **Erkenntnis** bzw. die **Einsicht** sind Voraussetzungen dafür, etwas zu verändern bzw. zu wandeln.
Den Stein als Kette auf Herzhöhe tragen und zudem einen

Stein mit Olivenöl einstreichen und einen ganzen Tag und eine ganze Nacht oberhalb des Bauchnabels festbinden. Vorzugsweise macht man das an einem Wochenende und versucht zur Ruhe und dadurch auch zur inneren Erkenntnis zu gelangen.

Der Chrysolith wirkt auch bei **Fieber** senkend, indem man Wein zum Kochen bringt und den Stein auf zwei Kochlöffelstielen über diesen Weindampf hält.
Diesen Wein in eine Thermoskanne geben und über den Tag verteilt warm trinken und zusätzlich den Stein einige Minuten in den Mund nehmen.

„Dieser Stein stärkt die Erkenntnis des Menschen, der ihn bei sich trägt. Ein Mensch, der eine gute Erkenntnis und Kunstfertigkeit besitzt, lege also einen Chrysolith über sein Herz."

Der Chrysolith festigt und stärkt die eigenen **Erkenntnisse** und bringt unsere **Fertigkeiten** und künstlerischen **Talente** an den Tag.
Dafür den Stein als Kette auf Herzhöhe tragen oder aber, wie im Original bei Hildegard beschrieben, auf sein Herz legen und damit meditieren oder beten.

„Auch die Geister in den Lüften schrecken vor diesem Stein etwas zurück."

Bei **Wetterempfindlichkeit**, Föhn und sonstigen klimatischen Empfindsamkeiten hilft der Chrysolith als Kette, Armband oder Handschmeichler.

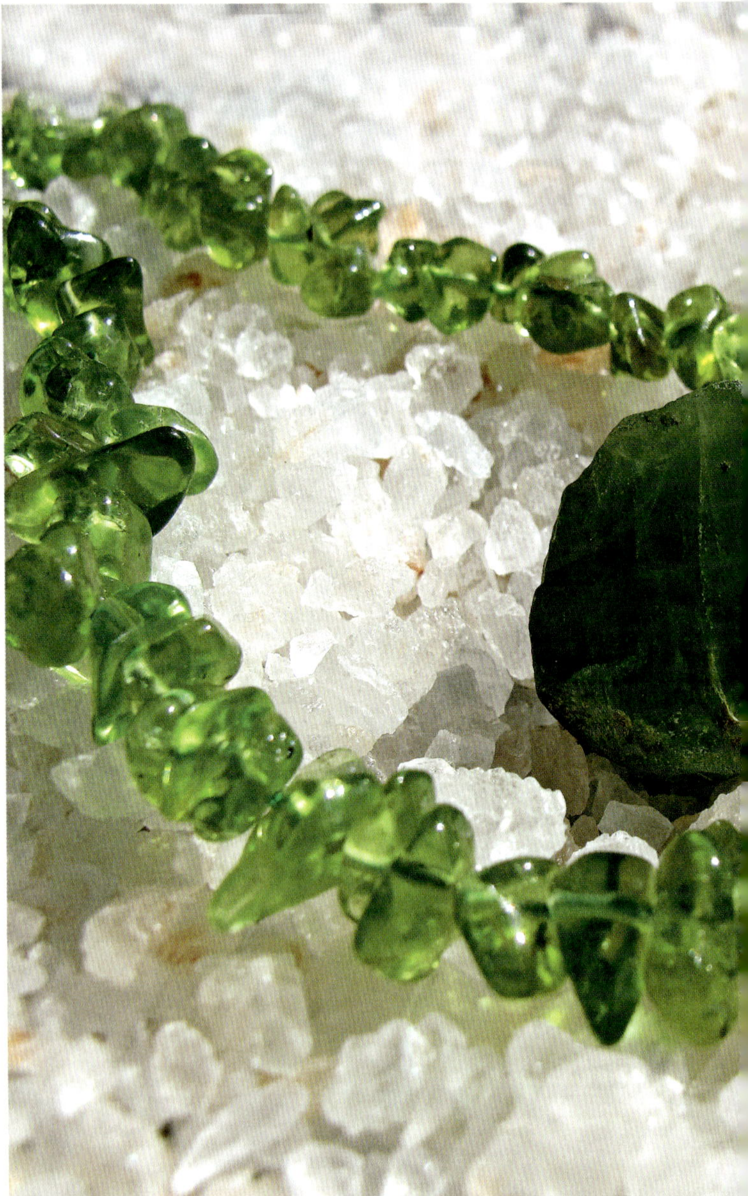

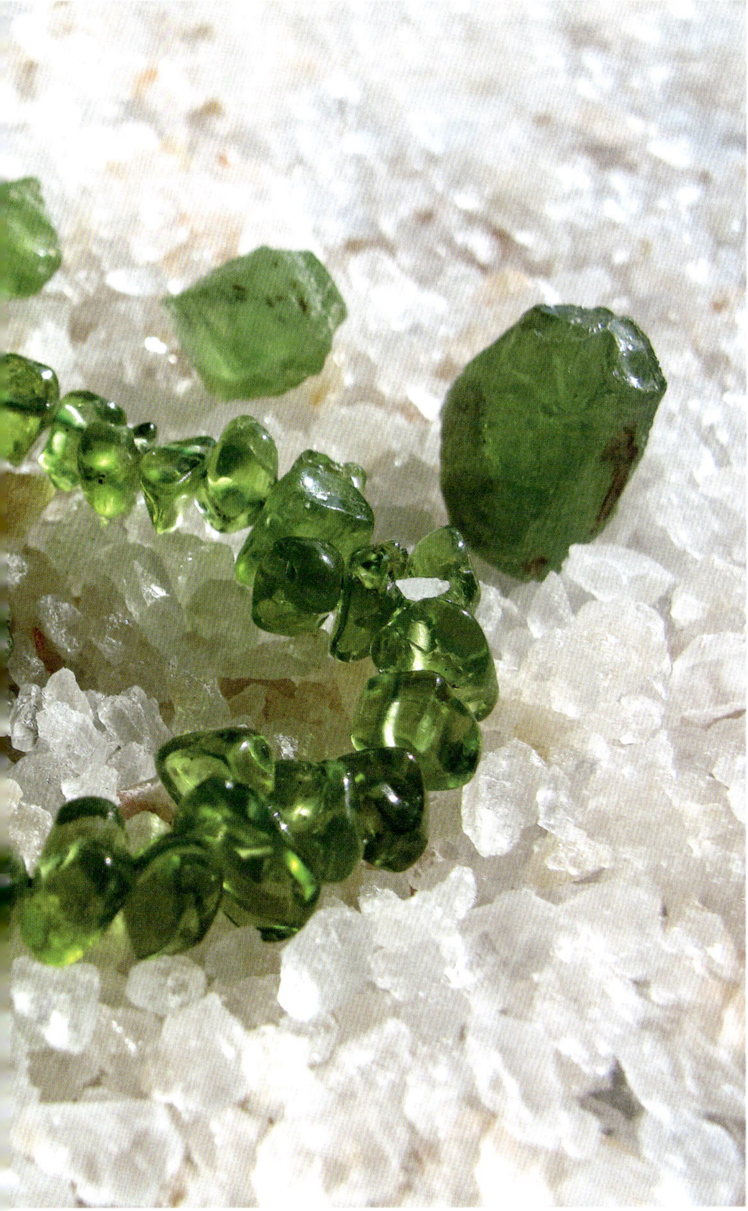

Chrysopras

„Seine große Kraft hat er aus einer gleichmäßigen und temperierten Wärme."

Der Chrysopras beruhigt, besänftigt und bringt tiefe Meditation. Als „grüner" Stein stärkt er unsere Viriditas, die Lebenskraft, ganz besonders. Bei Gicht und bei Rheuma, die immer mit Schmerzen verbunden sind, hilft er als Schmerzstein und bei Zorn beschreibt Hildegard seine Wirkung als besänftigend. Die Wechselwirkung von Zorn und Rheuma wird bei Hildegard immer wieder beschrieben und ist aus moderner Sicht nachvollziehbar. Weitere Anwendungsfelder sind Hyperaktivität, Parkinson und Alzheimer sowie Epilepsie.
Der Chrysopras gehört zu den Steinen, die täglich als **Wasserstein** eingesetzt werden können und sollen.

„Wenn ein Mensch an irgendeinem seiner Glieder von Gicht geplagt wird, lege er auf die bloße Haut einen Chrysopras darüber und die Gicht wird vergehen."

Bei **Gicht, Rheuma** und allen **rheumatischen Schmerzen** den Stein auf die schmerzende Stelle auflegen und zusätzlich als Kette tragen. Dies heilt auf lange Sicht die Krankheit aus, weil der Gemütszustand, der zur Krankheit führt, positiv verändert wird. Auch Steinwasser hilft, die toxischen Stoffe auszuleiten und schmerzfrei zu werden.

Ebenso hilft der Chrysopras bei **Arteriosklerose** und nach **Chemotherapie**, um Gifte auszuleiten. In diesem Fall täglich Steinwasser trinken und eine Kette oder ein Armband tragen.

Sogar bei **Parkinson** und **Alzheimer** wird dieser Stein erfolgreich eingesetzt, um die Schübe zu verringern und die Abstände zwischen den Schüben zu verlängern. Eine „Heilung" der Krankheit ist natürlich nicht möglich.
Den Chrysopras als Kette einsetzen, einen Stein in der Hosentasche tragen und als Handschmeichler nutzen. Zusätzlich Steinwasser trinken.

„Wenn ein Mensch stark zum Zorn gereizt wird, halte er diesen Stein so lange an seine Kehle, bis er davon warm wird, und er wird jene zornigen Worte nicht ausstoßen können, bis sich sein Zorn wieder gelegt hat."

Der so genannte „weiße Zorn" ist derjenige, bei dem Menschen blass vor **Zorn** werden. Solche Menschen sind leicht reizbar und oft nachtragend. Hier beruhigt der Chrysopras und hilft dem Zornigen und dessen Umfeld, das durch ihn ja auch „vergiftet" wird.
Gicht und Rheuma werden laut Hildegard auch durch Zorn ausgelöst, und so hilft der Stein auch bei **Jähzorn** und **Hysterie**. Wir alle kennen das Gefühl in unserem Körper, wenn wir uns nicht mehr beherrschen können und zornig werden. Wir fühlen uns dann wie ferngesteuert und spüren die Hitze und Enge in uns. Dies sind Zeichen, dass unser Körper Hormone produziert, die schwer abgebaut werden und laut Hildegard zu Gicht und Rheuma führen.

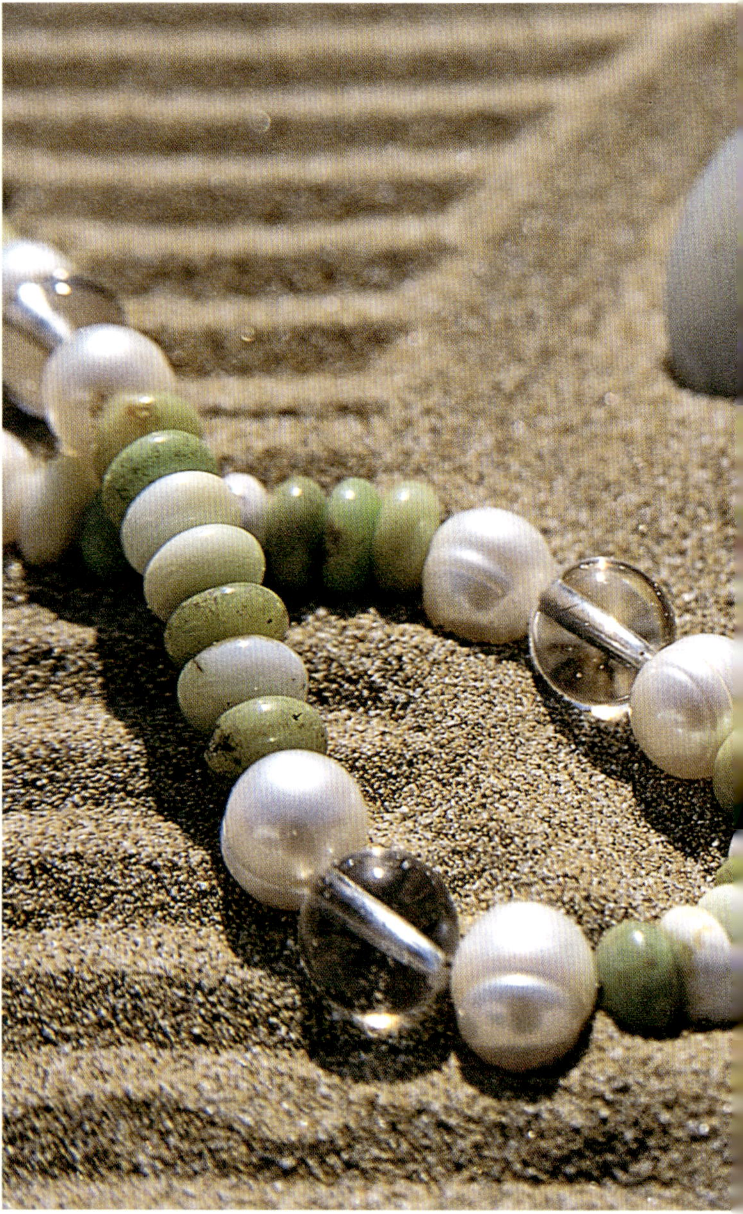

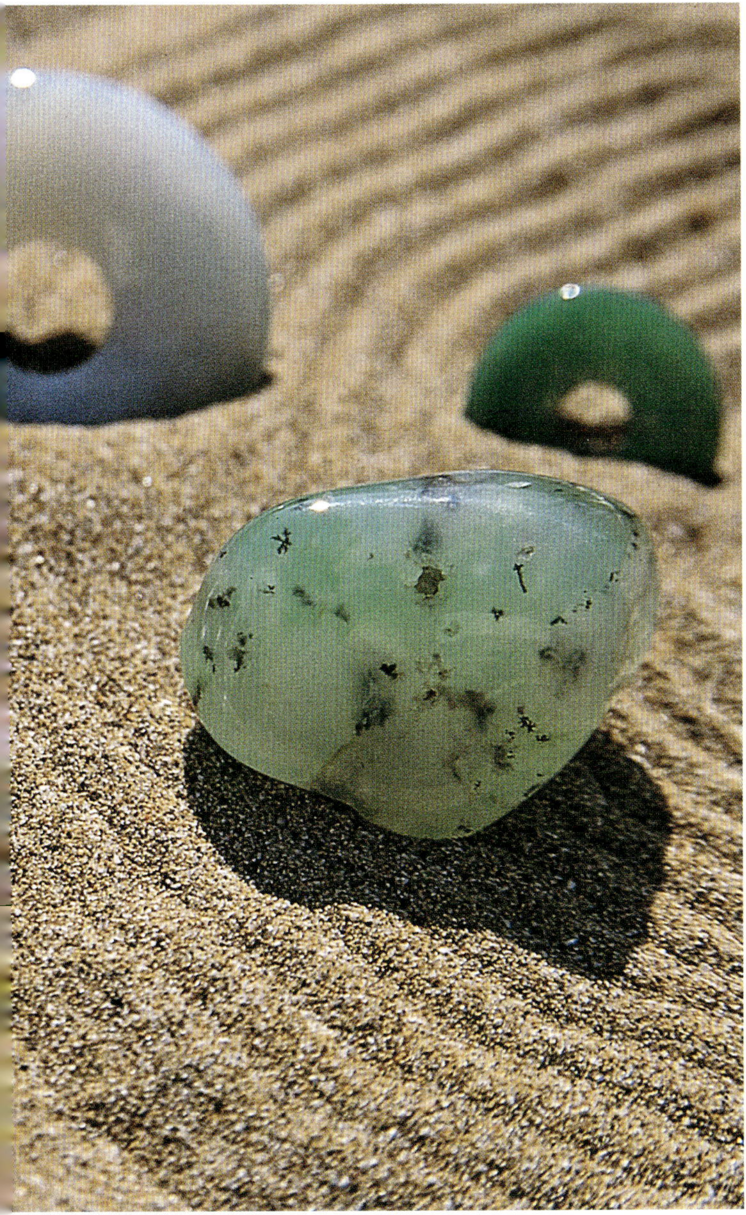

Den Stein an die Kehle zu halten wäre eine Möglichkeit, aber das Tragen einer Kette ist die einfachere Variante.

Als Nervenstein bei **hyperaktiven Kindern** hat sich der Chrysopras ebenfalls bestens bewährt. Ob als Handschmeichler, als Kette oder als Armband – er beruhigt auf jeden Fall, auch das Lutschen am Stein und das Chrysopraswasser besänftigen.

„Ein Mensch, der an der hinfallenden Krankheit leidet, habe immer einen Chrysopras bei sich und dieses nächtliche Übel behelligt ihn weniger."

Bei **Epilepsie** ständig eine Chrysopraskette tragen. Zusammen mit dem Achat verstärkt sich die Wirkung beider Steine.

Diamant

„Der Diamant hat ein strenges und gar starkes Feuer in sich, wovon dieser Stein so große Härte erhält, dass sie nur schwer gebrochen wird."

Der geschliffene Diamant gehört zu den teuersten Steinen und wird verwendet, um andere Materialien zu schleifen bzw. zu schneiden. Als Schmuckstück ist er beliebt und teuer, als Heilstein genügt ein relativ erschwinglicher Rohdiamant. Gerade der Kauf von Diamanten ist aus ethischen Gründen Vertrauenssache.
Rohdiamanten gibt es auch gefasst in einem „Körbchen" aus reinem Gold. So ist es einfacher, am Diamanten zu lutschen, ohne Gefahr zu laufen, ihn zu schlucken.
Es ist wichtig, dass die Fassung aus reinem Gold ist und keine Legierung, da sich die Wirkung des Steins dadurch verändern würde.
Der Diamant wird als Gedanken-, Willens- und Suchtstein eingesetzt, bei Bluthochdruck, Gicht und Jähzorn sowie als Schutzstein vor negativen Gedanken.
Er ist ein **Wasserstein**, aber weil er so klein ist, kann er leicht verloren gehen. Deshalb empfiehlt es sich, ihn in einem kleinen Stoffsäckchen in den Wasserkrug zu geben oder als gefassten Stein an einer Schnur am Krug zu befestigen.

„Wem das Nüchternsein schwerfällt, der nehme diesen Stein in den Mund. Er mindert den Hunger, so dass man umso länger den leeren Magen aushält."

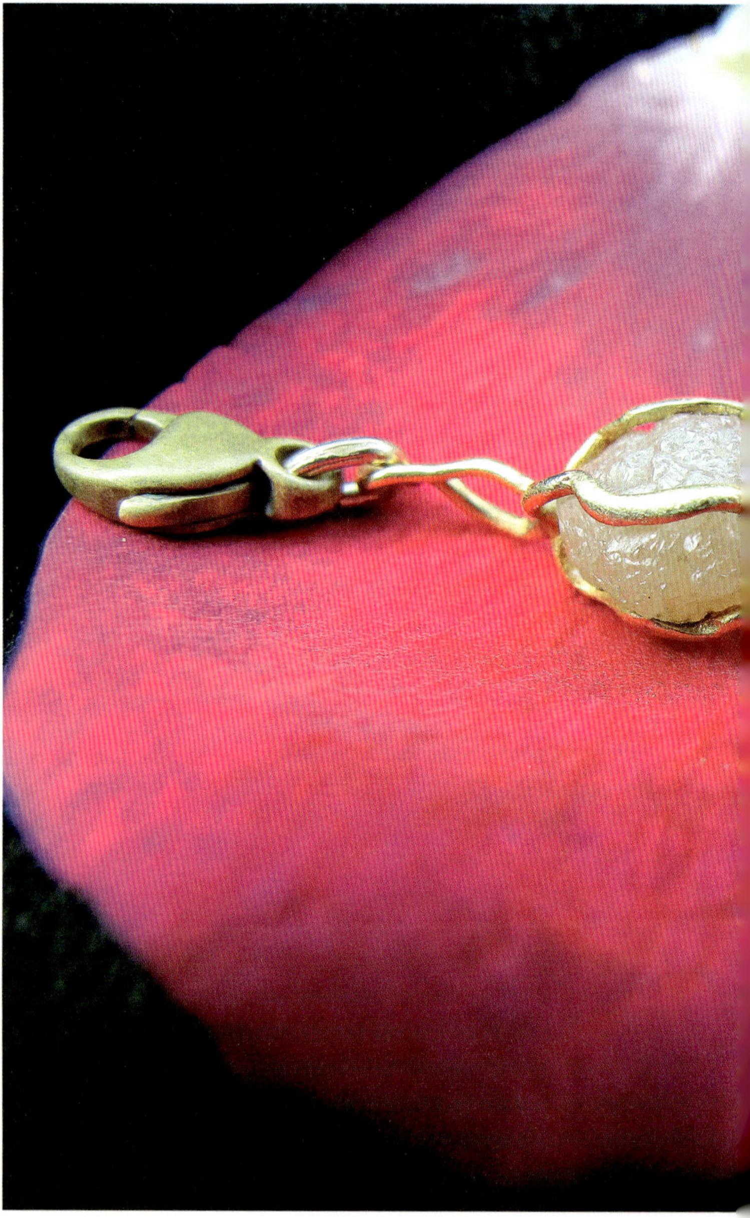

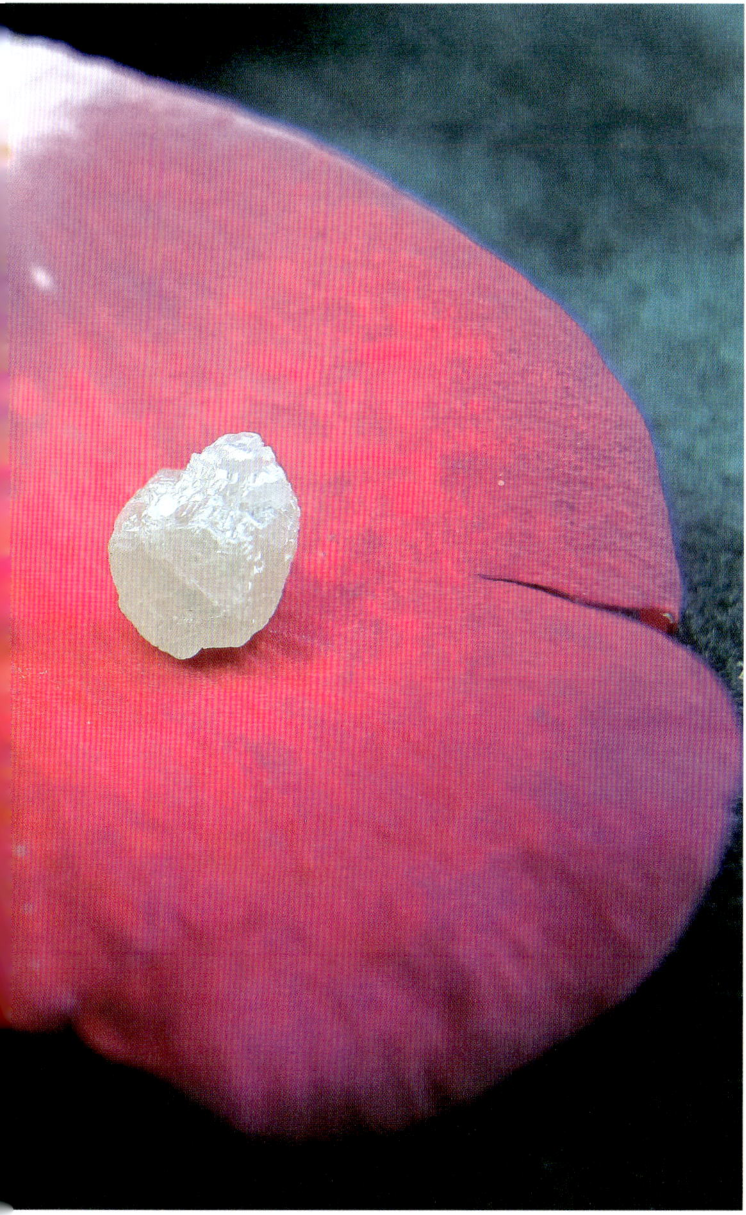

Der Diamant stärkt die **Willenskraft** bei allen körperlichen **Süchten**. So hilft er bei Heißhunger und Essstörungen jeder Art, bei Alkohol- und Drogenproblemen, bei Spielsucht und ähnlichen Verlockungen.
Der Diamant wirkt auch **negativen Gedanken** entgegen, die immer mit Süchten einhergehen.
Er hilft aber auch, wenn Menschen mit ihren negativen Gedanken das Leben ihrer Mitmenschen beinträchtigen. In diesem Fall hilft es, die Person zu segnen, die solche Gedanken aussendet, und selbst den Diamant zu tragen.

„Wenn ein Mensch fanatisch und lügnerisch und jähzornig ist, behalte er diesen Stein immer in seinem Mund und durch die Kraft des Steines werden solche Übel abgewendet."

Der Diamant besänftigt **zornige** und **lügnerische** Menschen. Interessant ist, dass er **schweigsamen** Menschen, die lange nichts sagen und auf ihre Art „sprachlos" sind, dann aber leicht außer sich geraten, von Hildegard ebenfalls empfohlen wird. Sprachlosigkeit ist immer ein Zeichen, dass sich innerlich Kämpfe abspielen, deren Ausgang nicht abzuschätzen ist.
Auch Menschen, die sich ständig und über alles aufregen, sind mit dem Diamant gut beraten. Den Stein als Kette tragen und öfter daran lutschen.

„Wer vergichtet (arteriosklerotisch) ist oder einen Schlaganfall erlitten hat, der eine Körperhälfte befällt, … lege einen Diamanten einen ganzen Tag in Wein oder in Wasser und trinke diese Flüssigkeit."

Bei **Bluthochdruck** und nach einem **Schlaganfall** einen Diamanten tragen und Diamantwasser oder Diamantwein zubereiten und häufig trinken. Wasser oder Wein in einen Glaskrug geben, einen Diamanten dazugeben und einen Tag lang auf der Fensterbank stehen lassen.

Goldtopas

„Drücke allmorgendlich den Topas auf dein Herz und sprich: Gott, der über alles und über allem herrlich ist, verwerfe mich nicht bei seiner hohen Ehre, sondern erhalte, stärke und gründe mich auf seinem Segen."

Dieses Hildegardgebet läutet den Morgen ein und ist der tägliche Segensspruch. Der Topas gilt als **Meditations- und Segensstein** und wird beim Gebet bzw. der Meditation aufs Herz aufgelegt. Wer dieses Gebet nicht wortwörtlich nachsprechen möchte, findet seine eigenen, passenden Worte.
Topas gibt es in verschiedenen Farbnuancen, Hildegard spricht vom Goldtopas, der eine honiggelbe Farbe hat, die sicherlich auch auf die Heilwirkung Einfluss hat.
Heilend wirkt der Topas, der kein Wasserstein ist, bei Augenleiden.

„Wenn es jemandem in den Augen dunkel wird, so lege er einen Topas drei Tage und Nächte hindurch in reinen Wein."

Der Goldtopaswein hilft bei **Sehschwächen, diabetischer Retinopathie, erhöhtem Augeninnendruck** und bei beginnendem **grauen und grünen Star**. Die Anwendung liest sich etwas aufwendig, ist aber leicht zu bewerkstelligen:
Einen Goldtopasstein (am besten bei abnehmendem Mond) drei Tage und drei Nächte in einem Likörglas Wein

liegen lassen. Den Topas dann an fünf Tagen jeweils vor dem Schlafengehen in diesen Wein eintauchen, die Augenlider mit dem Stein bestreichen und ihn einige Minuten auf den Lidern liegen lassen. Den Stein nach der Anwendung nicht zurück in den Wein legen und den Wein, der nach fünf Anwendungstagen übrig bleibt, wegschütten. Ab dem sechsten Tag erneut drei Tage und drei Nächte lang Topaswein ansetzen und in diesen Tagen die Augen nicht behandeln.

Diese Kur mindestens vier Wochen lang machen und gegebenenfalls nach zwei Wochen Pause wiederholen.

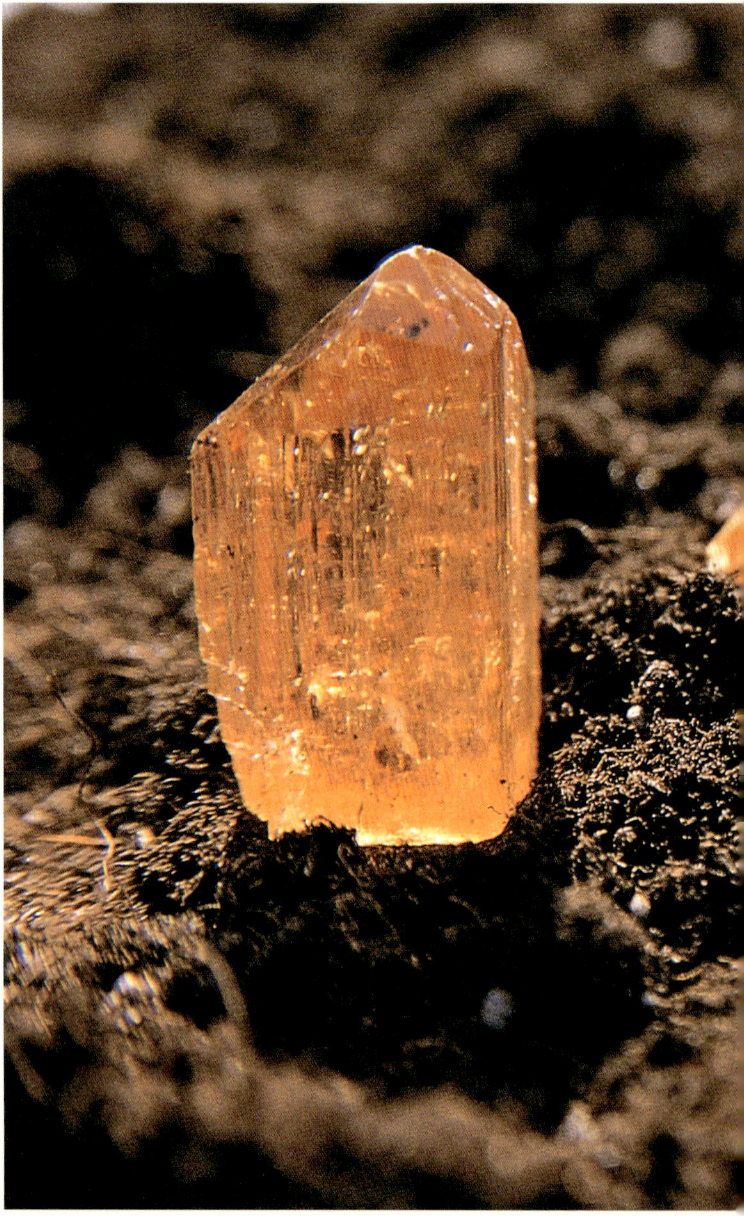

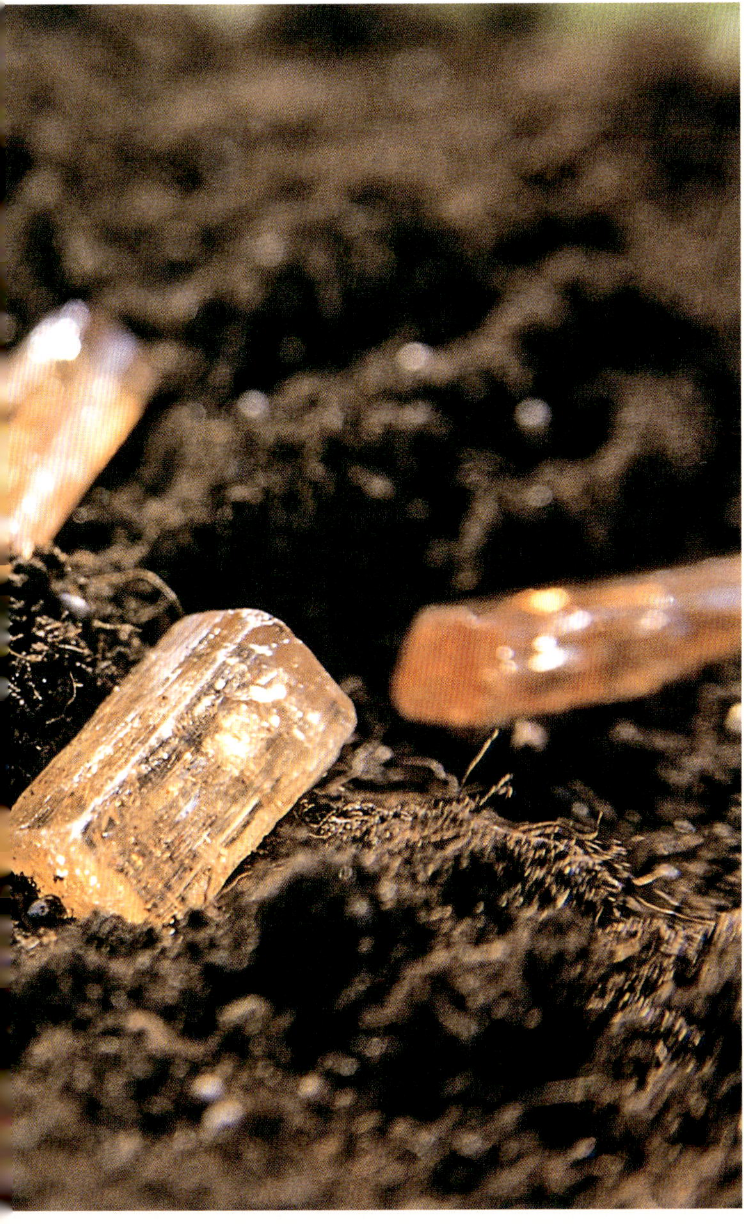

Hyazinth

„... und die Libido in ihm erlischt, weil der Stein durch seine Wirkungskraft und Wärme das Feuer im Menschen dämpft."

Dieser eher bescheidene Stein, der aussieht wie dunkelbrauner Kandiszucker, hilft bei allen „überschießenden" Reaktionen. Hildegard schreibt ihm mehr Heilmöglichkeiten zu als dem so teuren und wertvollen Diamanten. Als Stein gegen Unbeherrschtheit und überschießende Sinnlichkeit sollte er stets griffbereit sein. Es gibt ihn in Silber oder in Gold gefasst und so ist er als Kette jederzeit griffbereit und zum Lutschen in der Nähe.
Bei Augenproblemen ist der Hyazinth, der kein Wasserstein ist, ganz besonders hilfreich und wertvoll, aber auch bei Hautausschlägen.

„Wenn ein Mensch von schwerem Lachen erschüttert wird und in einem fort lachen möchte und sich vor Lachen gar nicht mehr halten kann, stecke er gleich einen Hyazinth in den Mund und der Lachzwang vergeht."

Der Hyazinth hilft bei **hysterischem** und **lautem Lachen**. Lachen ist an sich gesund, allerdings gibt es auch zwanghaftes Lachen, über das der betroffene Mensch nicht mehr selbst bestimmt, was für ihn unangenehm ist und auf die Mitmenschen befremdlich wirkt. In diesem Fall einen Hyazinth in den Mund nehmen und daran lutschen.

Der Stein hilft auch Kindern, die ohne Grund so **zornig** werden, dass sie nicht mehr Herr über sich selbst sind und denen das im Nachhinein auch selbst leidtut.

„Wenn ein Mensch in Sinnlichkeit entbrennt, soll er einen Hyazinth eindringlich anblicken und der Blick dieses Menschen leitet die Kräfte des Steines in sein Gehirn und löscht in ihm die Sinnlichkeit."

Bei unerwünschter **starker Sinnlichkeit**, bei **gedanklichen Verirrungen** und **Phantasien**, über die man selbst nicht mehr bestimmen kann, einen Hyazinth in Wein legen und an die Sonne stellen. Den Stein nochmals besonnen lassen, daran lutschen und den Wein trinken.

„Wenn einer an Herzweh leidet, mache er mit dem Hyazinth über seinem Herzen das Zeichen des Kreuzes, spreche die vorgenannten Worte und es wird ihm besser gehen."

Wenn **Herzweh** und Herzeleid durch falsche bzw. zerstörerische **Phantasien** und durch übertriebenes **Lustverhalten** entsteht, mit einem Hyazinth das Kreuzzeichen über dem Herzen machen und seine eigenen Worte finden, um sich von den belastenden Gedanken und Phantasien zu lösen. So werden einerseits die Phantasien bewusst gemacht und andererseits die eigene Haltung gestärkt.

„Wenn ein Mensch an einer Beeinträchtigung seines Augenlichtes leidet, oder wer trübe und geschwürige Augen hat, der halte einen Hyazinth an die Sonne ... Sofort mache ihn mit deinem Speichel ein wenig feucht und lege ihn

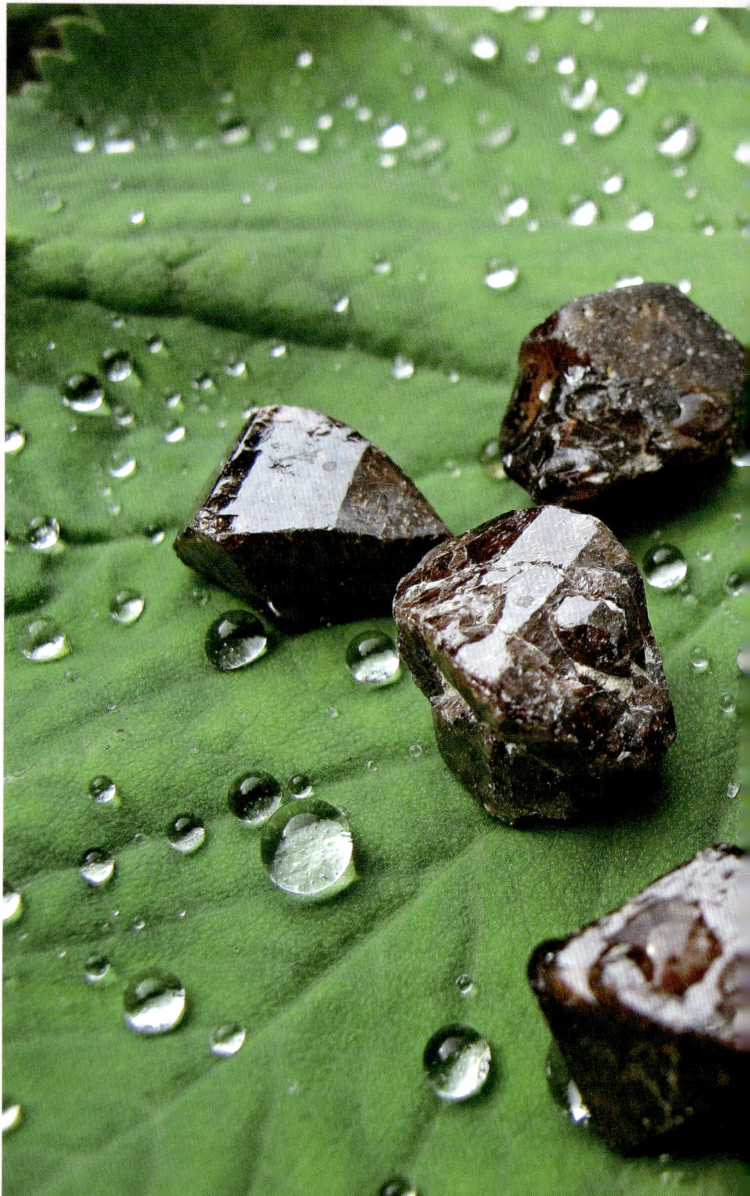

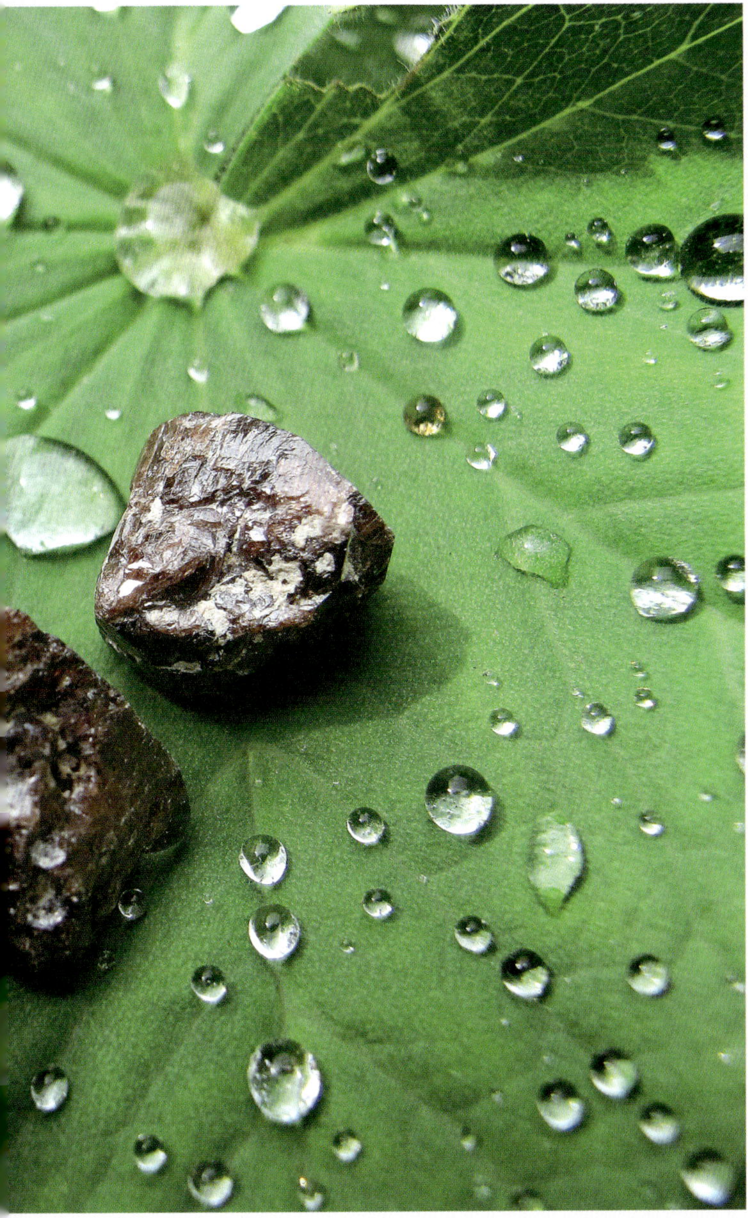

hurtigst auf die Augen, damit es dadurch warm wird. Das mache oft und die Augen werden aufgehellt und gesund."

Bei **grauem Star** einen Hyazinth an der Sonne erwärmen, einspeicheln und auflegen. Speichel ist ein wirksameres Trägermaterial als Wasser und trägt zum Heilerfolg wesentlich bei.

Bei **allergischen Hautausschlägen** und bei **Masern, Röteln und Scharlach** einen Hyazinth in Wein legen und in einem Tongeschirr an der Sonne erwärmen. (Statt Ton kann auch ein Porzellan- oder Steingutgefäß einen guten Dienst erweisen.) Wenn die Sonne nicht scheint, den Wein in einem Topf erwärmen. Dann separat einen Chromstahltopf erhitzen, den erwärmten Hyazinthwein dazugeben und sofort von der Herdplatte nehmen.
Diesen Wein mehrere Tage lang (mindestens drei) vor dem Schlafengehen „nüchtern" trinken. Nüchtern meint in diesem Fall, vier Stunden nach dem Abendessen und dem letzten (alkoholischen) Getränk.

Jaspis (Heliotrop)

„... und die Kraft dieses Steins dringt bis zum Intellekt jenes Menschen vor und stärkt den Intellekt selbst."

Der Jaspis ist das Multitalent unter den Steinen und wenn man sich nicht sicher ist, welcher Stein der richtige ist – er ist es immer. Unter dem Begriff Jaspis gibt es viele unterschiedliche Steine in allen möglichen Farbvariationen. Der indische Blutjaspis wird auch als Heliotrop gehandelt und ist im Idealfall grün mit einigen roten Einschlüssen. Als Heilstein immer einen solchen kaufen! Er wirkt beruhigend, besänftigend, wärmend und auf ganz subtile Art und Weise stärkend.
Es gibt auch Einschlüsse von Chalzedon, was ihn zu einem besonders guten Antistressstein macht. Mit anderen Einschlüssen wird er als so genannter Fancy-Jaspis angeboten. Der vielseitige **Wasserstein** wird in der Hildegardlehre als Segens- und Meditationsstein, als Schmerz- und Herzstein, als Angst- und Sorgenstein, als Schlaf-, Traum- und Bettnässerstein, als Gicht- und Rheumastein und schließlich auch als Geburtsstein geschätzt.

„Wenn ein Mensch über ein Problem nachdenken und sich damit befassen will, wozu er Eifer und Neigung hat, oder etwas Großes bei sich selbst erwägen oder Rat suchen will, dann nehme er einen Jaspis in seinen Mund."

Der Jaspis hilft die **innere Berufung** zu finden, kluge **Entscheidungen** zu treffen und sich **Klarheit** zu verschaffen.

Beim Nachdenken oder **Meditieren** einen Jaspis in den Mund nehmen und auch Wasser mit ihm zubereiten.

„Wer im Traum blitzen und donnern erlebt, für den ist gut, wenn er einen Jaspis hautnah bei sich hat, weil ihn dann die Phantasiegebilde fliehen und sich verlieren."

Der Jaspis ist unter anderem ein so genannter **Schlafzimmerstein**, weil er gegen **Alpträume** hilft und einen ruhigen, sorglosen Schlaf bereitet. Er wirkt am besten vom Abend bis zum Morgen und sollte in jedem Bett sein. Eine Jaspisscheibe unter dem Kopfkissen oder unter dem Leintuch, ein Handschmeichler in der Hand oder eine Jaspiskette um den Hals entsprechen der Anregung „hautnah bei sich" und sorgen für einen geruhsamen Schlaf.

Bei **Angst, Kummer** und **Sorgen** tagsüber einen Jaspis tragen und nachts unters Kopfkissen legen.

Bettnässen bei Kindern kommt häufig von Kummer und Ängsten. Auch hier hat sich der Jaspis bestens bewährt, indem man ihn unter das Leintuch legt oder in einer kleinen Tasche am Bauch trägt.
Gerade bei Bettnässern ist es wichtig, auf einen so genannten „warmen" Magen zu achten und Kindern am Morgen einen warmen Getreide- oder Grießbrei zu geben.

„Bei wem sich im Herzen oder in den Lenden oder einem anderen Körperteil des Menschen Säfteunwetter erheben, das heißt „Gicht", der lege einen Jaspis auf diese Stelle

und drücke ihn dort fest an, bis er warm wird, und die Gicht wird weichen."

Der Jaspis gilt auch als **Schmerzstein**, vor allem bei **Gicht und Rheuma**, aber auch bei **Bandscheibenproblemen** und **Ischias**. Eine Scheibe so lange auf die schmerzende Stelle legen, bis sie warm wird. Dann auskühlen lassen und erneut auflegen. Diese Prozedur so lange wiederholen, bis die Schmerzen weniger werden und letztlich weichen.
Bei **Bandscheibenproblemen** eine Scheibe auf die schmerzende Stelle aufkleben und zusätzlich Weizenkörner-Packungen machen.
Bei **Regelschmerzen** einen Jaspis in der Hosentasche tragen oder am Bauch aufkleben.

Als **Herzstein** wird der Jaspis in Form einer runden, einer sechseckigen oder einer achteckigen Scheibe aufs Herz gelegt. Bei **Herzrhythmusstörungen** eine kühle Jaspisscheibe auf das Herz legen, bis sie warm wird, dann auskühlen lassen (nicht in den Kühlschrank geben) und nochmals auflegen. So lange fortführen, bis sich das Herz erholt hat. Das Problem bzw. die Symptomatik natürlich bei einem Arzt abklären lassen.

Bei **Herzeleid** durch **Kummer und Sorgen** und bei **Liebeskummer** ebenfalls eine Scheibe auf das Herz legen, bis sie warm wird, dann auskühlen lassen und nochmals auflegen. So lange fortführen, bis sich das Herzeleid entspannt und das Herz wieder ruhig schlägt. Auch das Tragen einer Jaspisscheibe auf Herzhöhe oder eines Donuts im BH hilft.

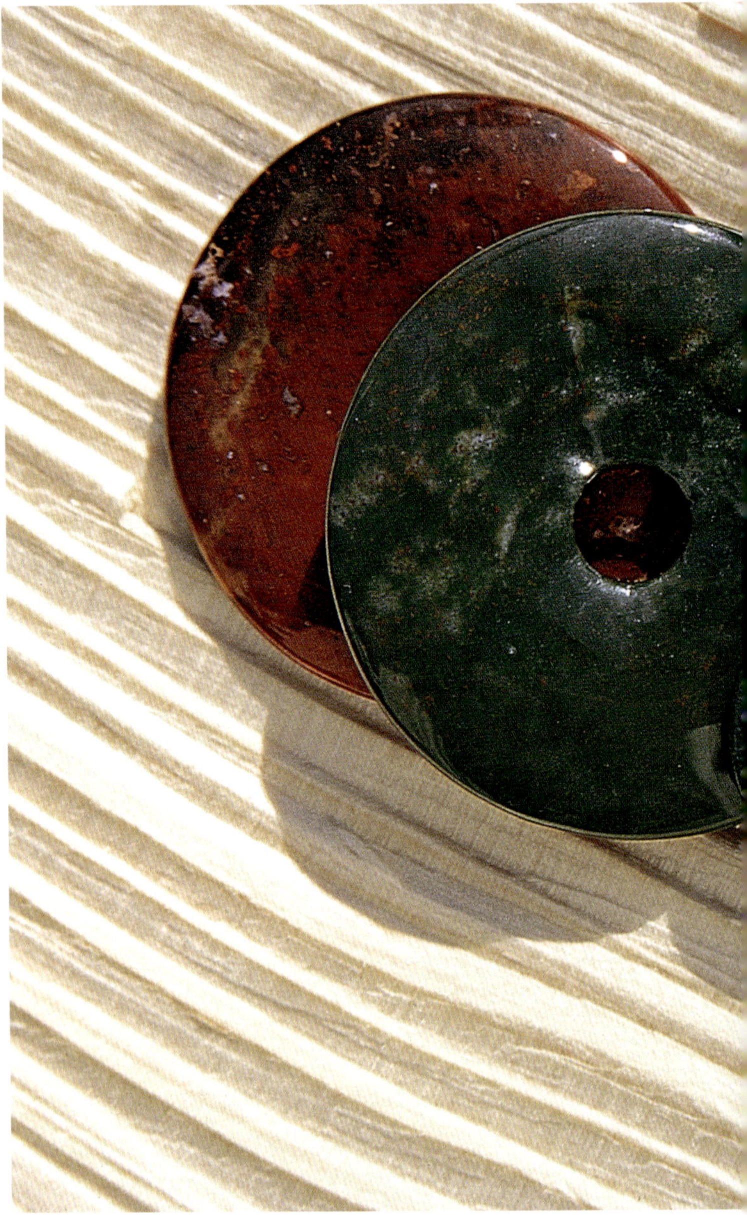

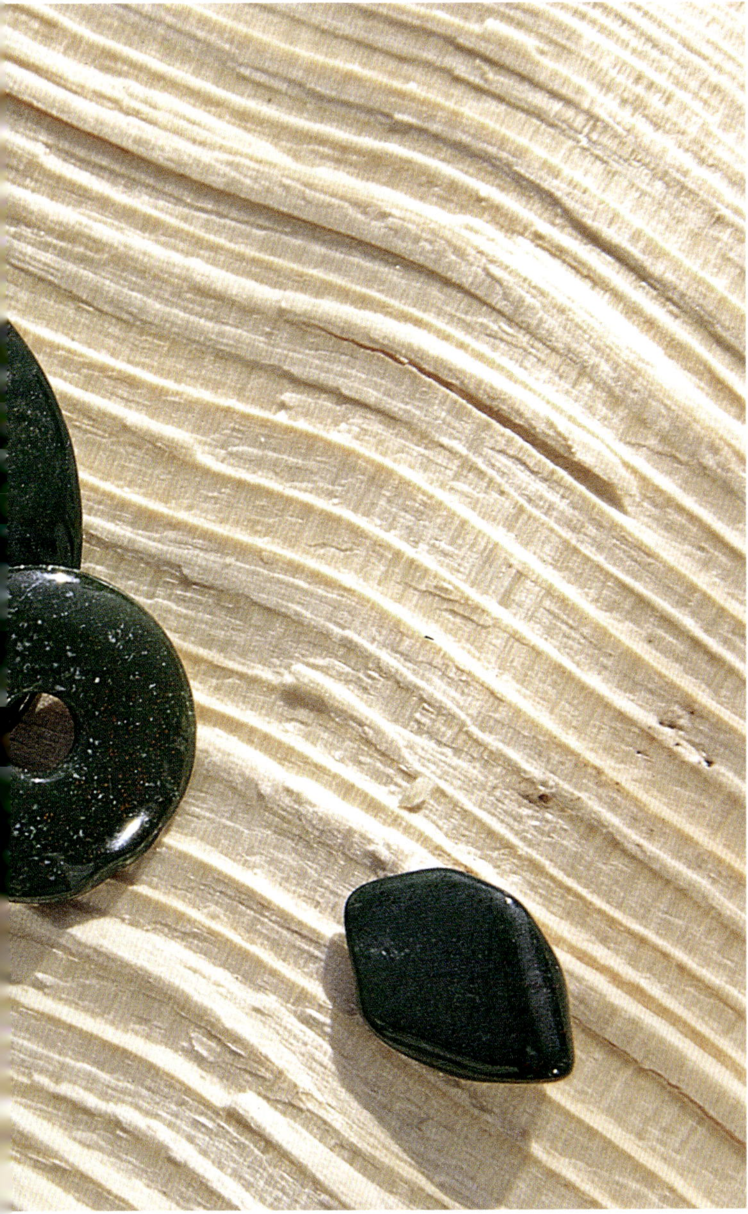

„Wenn eine Frau das Kind zur Welt bringt und auch nachher, während der ganzen Zeit ihres Kindbettes, halte sie einen Jaspis in der Hand."

Als **Geburtsstein** spendet der Jaspis Kraft und Segen während der Geburt und auch danach im Kindbett stärkt er die „Viriditas" von Mutter und Kind.

„Wenn ein Mensch an einem Ohr ertaubt ist, bringe er einen Jaspis an den Mund und behauche ihn mit seinem warmen Atem, damit er dadurch erwärmt und befeuchtet wird. Dann stecke er diesen sofort ins Ohr und verschließe den Gehörgang über dem Stein mit Watte, damit die Wärme des Steines in jenes Ohr übergeht."

Bei **Tinnitus**, Hörsturz, Ohrenschmerzen und **Taubheit** eine Jaspisolive anhauchen und immer wieder ins Ohr stecken. Die Anwendung bezieht sich auf Taubheit auf *einem* Ohr und nicht auf angeborene Hörschwäche.

„Wer starken, dicken Schnupfen hat, halte einen Jaspis vor seinen Mund und hauche ihn mit seinem warmen Atem an, … stecke ihn in die Nasenlöcher und halte sie mit der Hand zu, damit die Wärme des Steines in den Kopf gelangt."

Bei **Schnupfen** eine Jaspisolive anhauchen und abwechselnd in beide Nasenlöcher stecken.

Karneol

„Der Karneol stammt mehr von warmer Luft als von kalter und wird im Sand gefunden."

Der echte Karneol ist ein hübscher orangeroter Stein, der eher klein ist und meist kleine rote Einschlüsse aufweist, die wie Blutäderchen aussehen. Leider wird häufig eingefärbter Achat als Karneol verkauft, was natürlich die Verwendung als Heilstein hinfällig macht. Die Kette auf dem Foto ist zum Vergleich ein Achat. Auch eine Verwechslung mit dem bräunlichen Sarder ist häufig.
Über die Anwendung und Heilwirkung von Karneol bei Nasenbluten und Hämorrhoiden gibt es lediglich die angeführten Textstellen. Mit dem Karneol kann man **Wasser** für den täglichen Bedarf zubereiten.

„Wenn jemandem das Blut aus den Nasenlöchern fließt, mache Wein warm und lege Karneol in den erwärmten Wein hinein und gib es ihm so zu trinken. Das Nasenbluten wird aufhören."

Der Karneol fördert einerseits die Blutbildung, wirkt aber andererseits und wunderlicherweise auch blutstillend.
Bei **Nasenbluten** einen Karneol für eine Viertelstunde in ein Glas angewärmten Wein legen und diesen Wein schluckweise trinken. Schneller und ebenso hilfreich ist es, eine Karneololive in das blutende Nasenloch einzuführen.

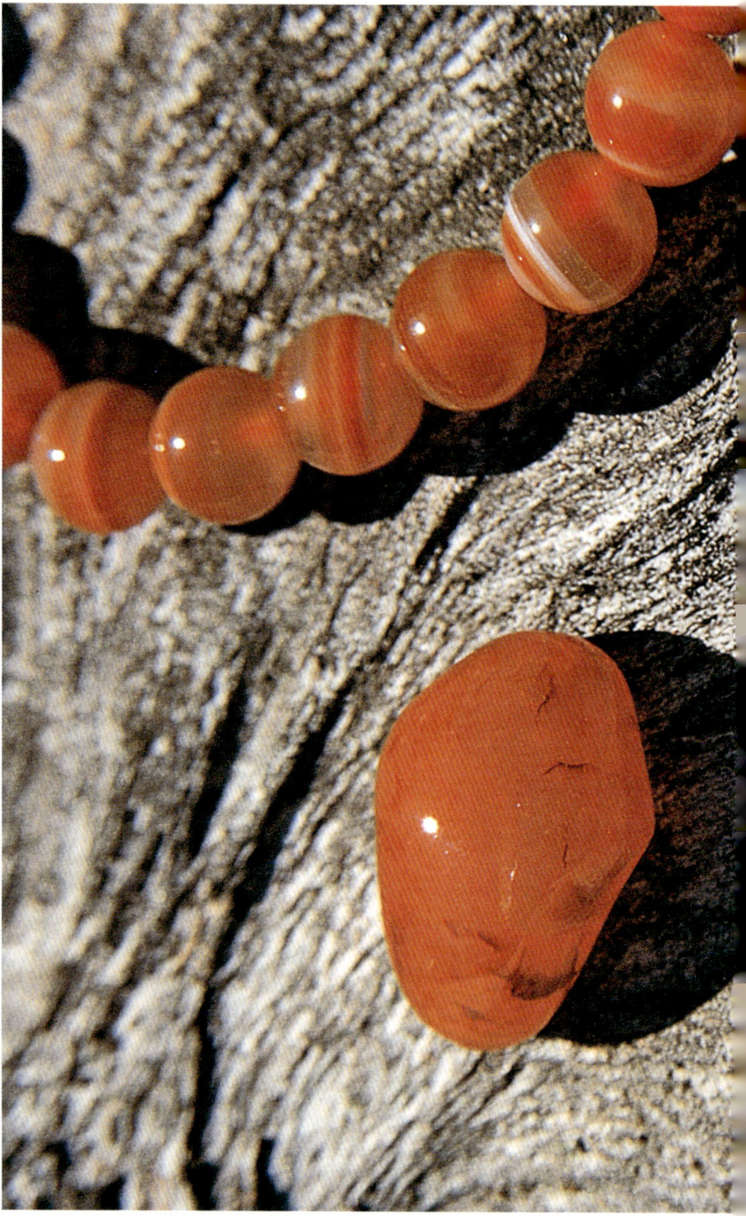

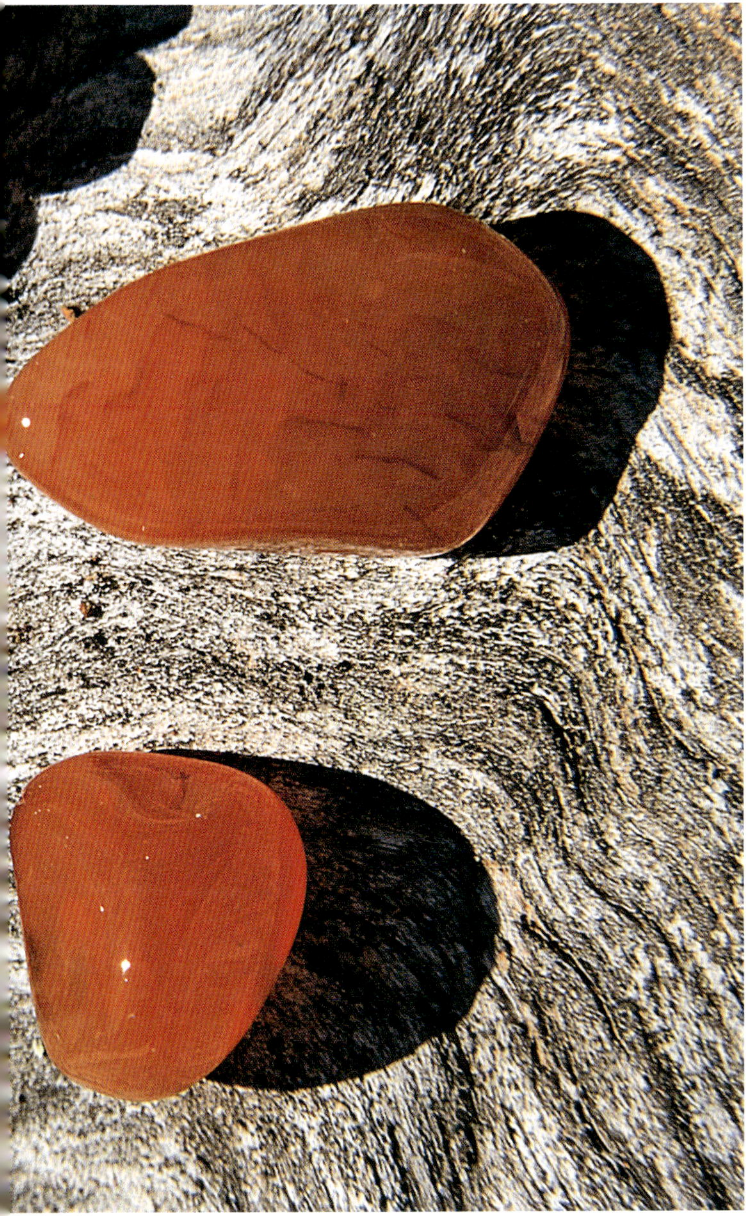

Wer keine Olive zur Hand hat, streicht mit einem Karneolstein außen über die Nasenwand, dies hat sich genauso bewährt.

Bei **Hämorrhoiden** hilft die Karneololive, wenn sie nach jedem Stuhlgang 10 Minuten eingeführt wird.

Onyx

„Daher besitzt er große Kraft gegen jene Schwächezustände, die aus den Lüften entspringen."

Der Onyx ist je nach Herkunftsland einheitlich schwarz oder auch mit weißen Einschlüssen gebändert. Auf seine Heilwirkung hat dies keinen Einfluss. Beim Kauf ist darauf zu achten, dass es sich um Onyx handelt und nicht etwa um eingefärbten Achat.
Er ist kein Wasserstein, allerdings für die Zubereitung von **Onyxessig** und **Onyxwein** wichtig und hilft bei Trauer sowie gegen Magen- und Milzleiden.

„Wenn du von Traurigkeit bedrückt bist, schaue den Onyx aufmerksam an und lege ihn auch bald in deinen Mund und deine Traurigkeit wird weichen."

Den Onyx als Kette, Ring, Amulett oder als Armband tragen und sinnvollerweise immer wieder ansehen. Er hilft bei **Trauer** und **Melancholie**, die nicht aufhören will, und auch bei Trauer, die zu Erstarrung geführt hat. In diesem Fall bringt er die Trauer zum Fließen und den Menschen dadurch wieder ins Leben.

„Und wer Magenschmerzen hat, der bereite den Onyxwein oder koche aus diesem Wein mit Hühnereiern und Mehl eine Suppe und das tue er täglich und es wird seinen Magen reinigen und heilen."

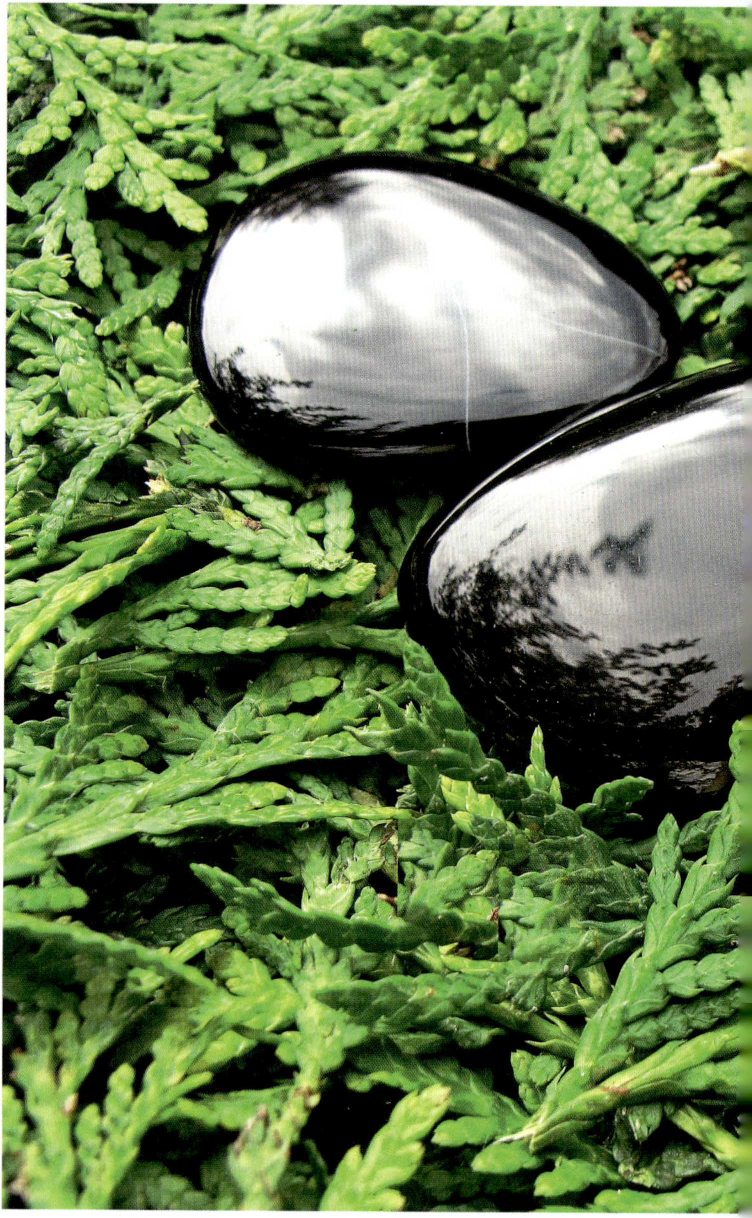

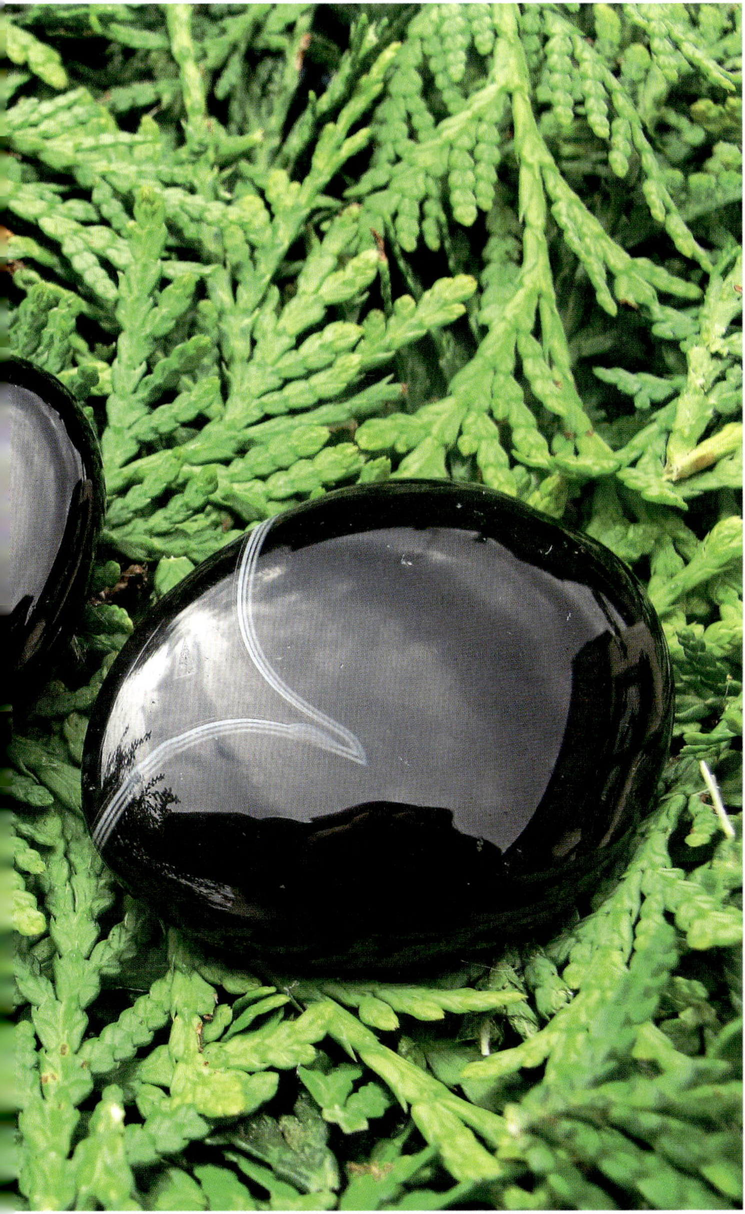

Bei **Magenschmerzen**, die durch Geschwüre oder durch **Gastritis** verursacht werden, und bei **Sodbrennen** Onyxwein trinken und mit diesem eine Suppe zubereiten und oft essen.
Dafür einen Onyx in der Hand erwärmen, Wein in einer Pfanne erhitzen und von der Platte nehmen. Dann den Onyx auf zwei Kochlöffelstielen über den dampfenden Wein halten und anschließend den Stein in den Wein legen. Den fertigen Onyxwein in kleinen Schlucken trinken. Zudem eine Einbrennsuppe mit Dinkelmehl zubereiten und ein Ei unterrühren.

„Und wer starke Fieber hat, der lege den Onyx fünf Tage in Essig, und wenn er ihn herausgenommen hat, mische und würze er alle sein Speisen mit diesem Essig, … weil die gute Wärme des Onyx, vermischt mit der Wärme des Essigs, die schädlichen Säfte vertreibt, aus denen die Fieber entstehen."

Der Onyx wird auch als Fieberstein eingesetzt. Zu diesen „Fiebern" zählen **Allergien, chronische Entzündungen** und auch **Magenschmerzen**.
Alle gekochten Speisen mit Onyxessig würzen und Salate damit abmischen. Der Essig lässt sich einfach herstellen: Einen Onyx 5 Tage in Weinessig legen, den Stein herausnehmen und mit dem Stein neuerlich Essig ansetzen.

Bei Herzschmerzen, die durch eine **Belastung der Milz** entstehen, bei **Milzvergrößerung** und so genannten Seitenschmerzen ebenfalls Onyxwein trinken und Speisen mit Onyxwein und Onyxessig zubereiten. Hildegard empfiehlt zudem Ziegen- und Lammfleisch, das in Onyxwein gebeizt wurde, als Heilmittel.

Prasem

„Er geht hervor aus dem Brande der Sonne und aus der Feuchtigkeit der Luft und des Wassers und aus der Grünkraft des Taues."

Über die Anwendung des Prasem schreibt Hildegard wenig, wir können ihn aber als Schmuckstein sicher zu unserem Wohl tragen. Auch er ist ein grüner und somit ein stärkender Stein. Er gilt als Fieber- und Allergiestein und kann nicht für die Zubereitung von Kristallwasser verwendet werden.

„Wer brennende Fieber hat, wickle einen Prasem in ein wenig Roggenbrotteig und darin eingewickelt binde er ihn mit einem Tüchlein und lasse ihn drei Tage und drei Nächte eingebunden über dem Nabel liegen."

Mit „brennenden Fiebern" sind solche mit starken Rötungen und Ausschlägen gemeint. Neben **Masern, Röteln** und **Scharlach** gehören dazu auch **Sonnenbrand** und **Allergien**, die Rötungen hervorrufen.
In diesen Fällen einen Prasem in Roggenbrotteig (ohne chemische Zusätze) einpacken und mit einem Leinentüchlein auf dem Nabel befestigen. Dies drei Tage und drei Nächte belassen.

„Wenn aber jemand durch einen Sturz oder durch einen Stoß irgendwo am Körper zerschlagen wurde ..."

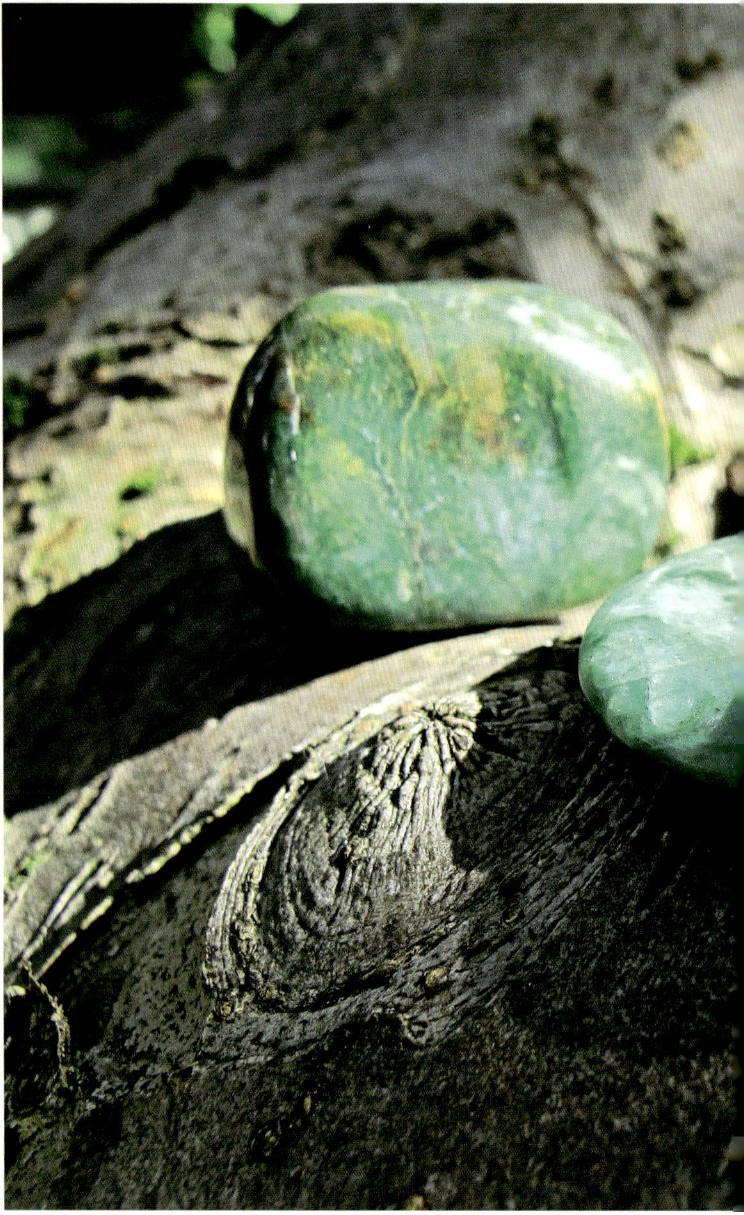

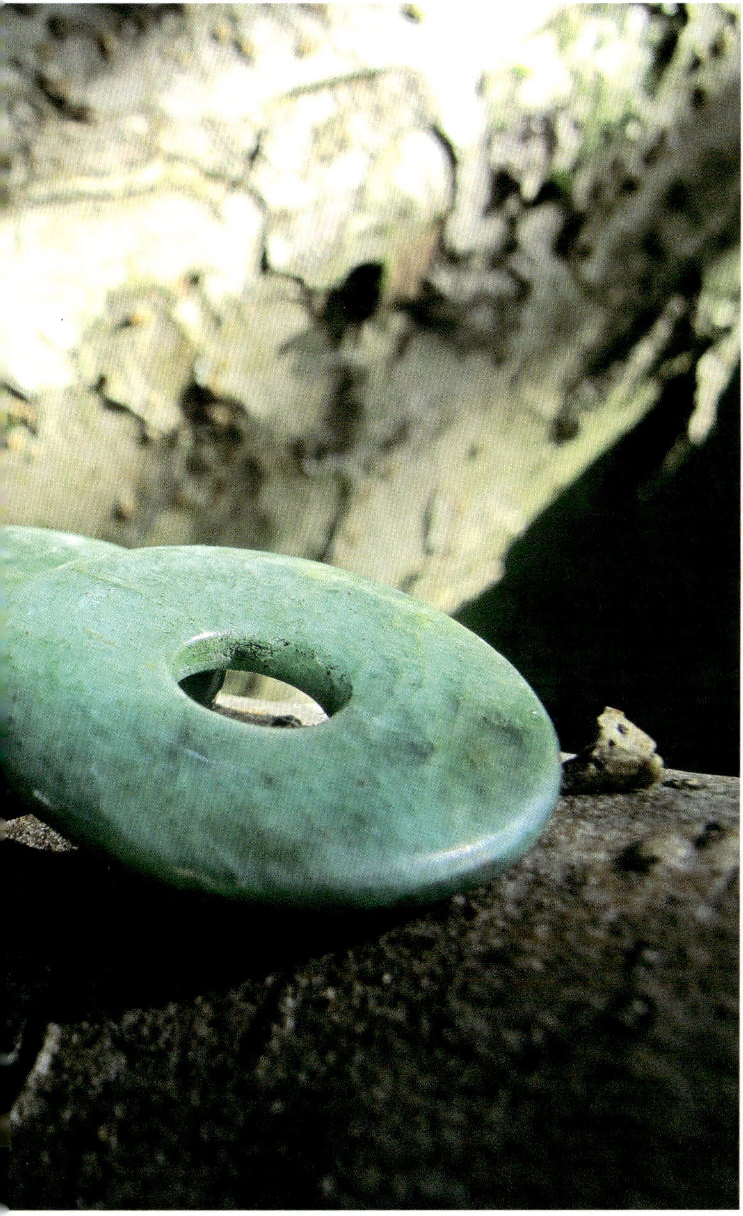

Etwas komplizierter ist die Anwendung des Prasem bei **Verletzung** durch Sturz oder Schlag. In diesem Fall mit 200 g Schweinefett, 50 g frischem Salbei und 50 g frischem Rainfarnkraut unter Zugabe von etwas Bienenwachs eine Salbe herstellen, einen Prasem darin liegen lassen und dann den Stein mit etwas Salbe auf die betroffene Stelle legen.

Rubin

„Wie eine Mondfinsternis ist auch der Rubin selten und seine Kraft soll mit großer Vorsicht und Sorgfalt benutzt werden."

Der Rubin gehört zu den kostbarsten und stärksten Steinen bei Hildegard und darf nicht mit dem Granat verwechselt werden, wie es in manchen Beschreibungen irrtümlich der Fall ist. Seine Anwendung ist immer mit Bedacht zu wählen und er darf nur wenige Minuten auf der Haut liegen, weil es sonst zu Irritationen kommen kann. Der Rubin ist sehr vielseitig. Er ist ein Virus- und Fieberstein, ein Herpes-, Warzen- und Fieberblasenstein, er kommt bei Parodontose, Durchfall und Kopfweh zum Einsatz und vertreibt im Haus Motten und Schaben. Er ist ein **Wasserstein**, aber dieses Wasser **nur während einer Krankheit** trinken!

„… lass ihn aber unter keinen Umständen länger auf seinem Nabel, als bis jener Mensch spürt, dass er vom Rubin warm geworden ist. Dann nimm ihn sofort weg, weil seine Kraft jenen Menschen und alle seine Eingeweide mehr durchdringt als sonst eine Medizin … Richtig angewandt räumt dieser Stein mit allen Infektionskrankheiten auf und vertreibt sie vom Menschen."

Bei allen **viralen Erkrankungen** und bei **Fieber** den Rubin gezielt und bewusst einsetzen. Einen Rubin zwei bis drei Minuten in den Bauchnabel legen und dies im Abstand

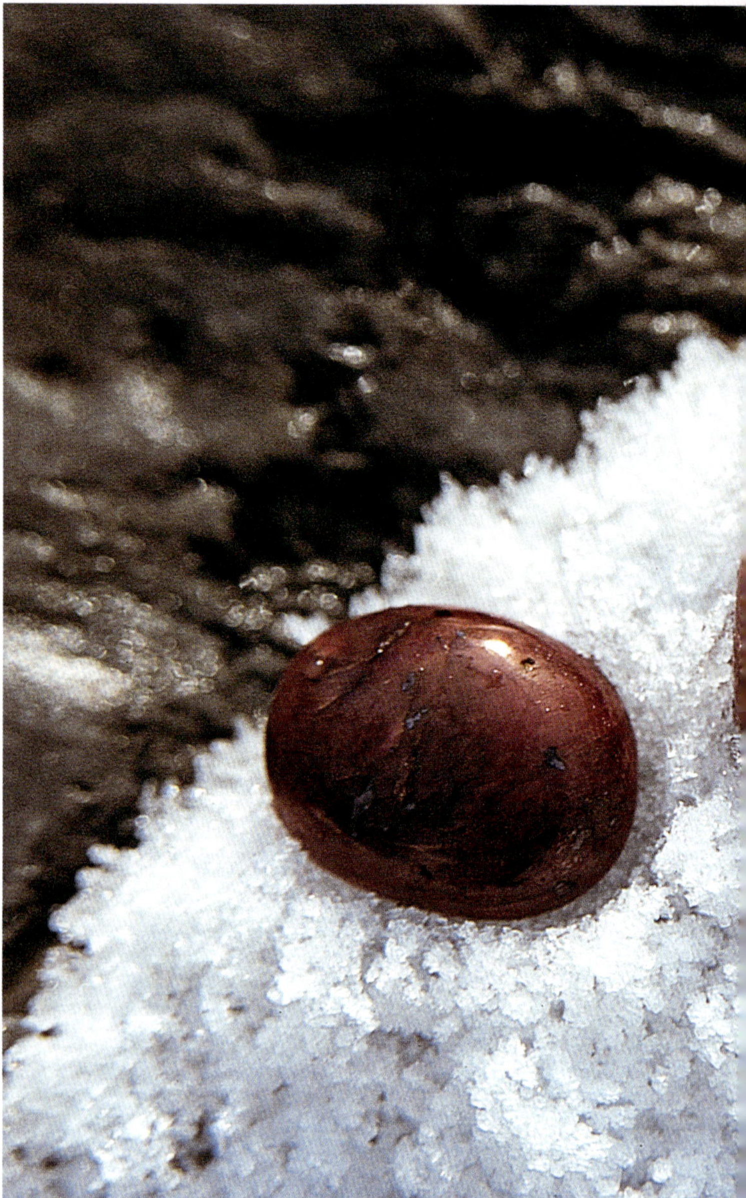

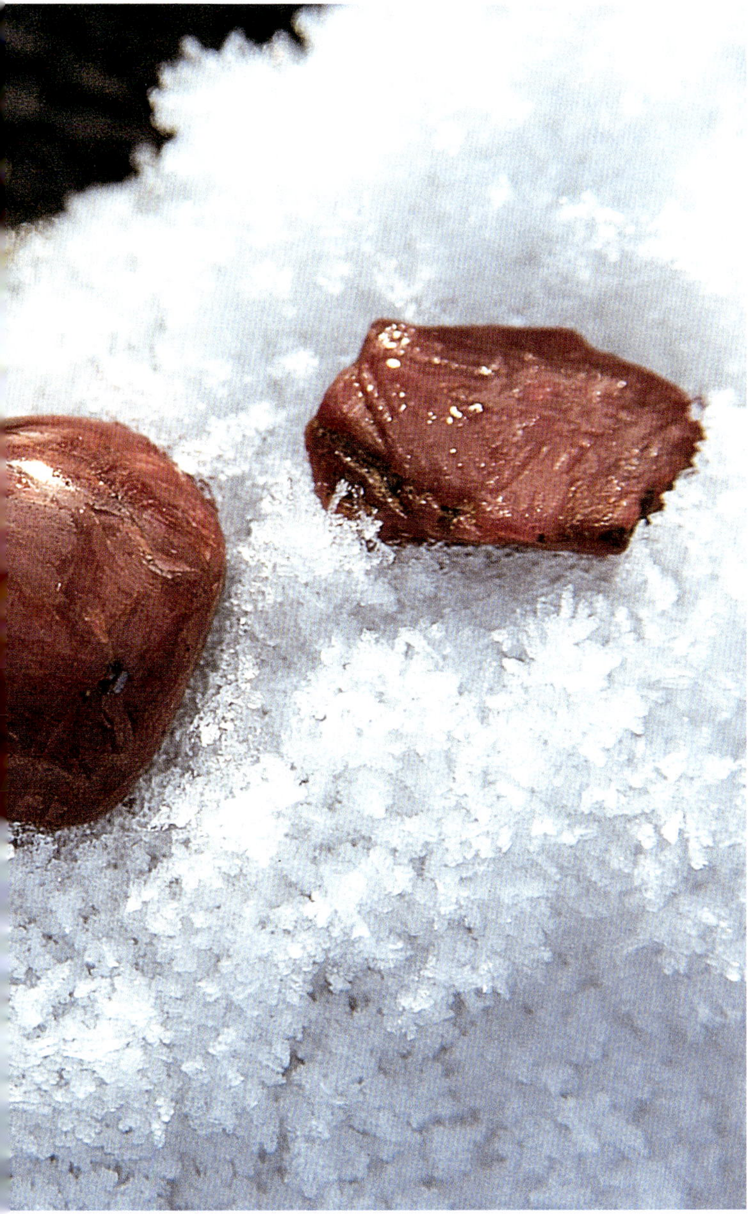

von zwei bis drei Stunden wiederholen. Zusätzlich – aber nur während der Erkrankung – Rubinwasser trinken.

„Wenn einer Kopfweh hat, lege er den Rubin eine kurze Weile auf seinen Scheitel."

Bei **Kopfschmerzen** einen Rubin zwei bis drei Minuten auf den Scheitelpunkt legen und ihn entfernen, sobald er warm ist. Den Rubin gezielt und nur mit Bedacht anwenden.

Sogar bei **viraler Parodontose und Mundherpes** hilft der Rubin zuverlässig, wenn man ihn alle zwei Stunden für ca. zwei Minuten in den Mund nimmt, an ihm lutscht bzw. im Mund mit ihm spielt.

Auch **Candida** und **Scheidenherpes** lassen sich erfolgreich mit dem Rubin behandeln. Meist kommt es sogar zur Ausheilung dieser Pilz- bzw. Viruserkrankung. Einen Trommelstein zwei bis drei Minuten lang einführen und dies alle zwei bis drei Stunden wiederholen. Zusätzlich einmal untertags und einmal in der Nacht einen Tampon mit Veilchencreme bestreichen und einführen.

Fieberblasen und **Warzen** verschwinden bzw. heilen nach mehrmaliger Anwendung ganz aus. Immer wieder mit einem Rubin über die betroffene Stelle streichen und im Zwei-Stunden-Rhythmus wiederholen. Die betroffene Stelle zusätzlich mit Veilchencreme salben.
Aus hygienischen Gründen ist es wichtig, dass jeder seinen eigenen Rubin verwendet und diesen einmal täglich 15 Minuten lang auskocht.

Bei **Durchfall** Rubinwasser herstellen und über den Tag verteilt trinken. Sobald der Durchfall vorbei ist, mit dem Wasser absetzen.

„Wenn du diesen Stein auf Kleider oder andere Sachen legst, werden sie dauerhafter oder modern nur schwer."

Als Schutzstein hält der Rubin **Motten** und **Schaben** in Kleiderkästen und in Vorratsschränken fern, sogar Lebensmittel sind vor Motten sicher. Es genügt, einige günstige, kleine Bruchsteine in die Fächer zu legen. Auch **Ameisen** meiden die Orte, wo Rubine ausgelegt werden.

„Überall wo sich ein Rubin befindet, können die Luftgeister ihr Gaukelspiel nicht voll ausführen, weil sie den Rubin fliehen und ihm ausweichen."

Mit Luftgeistern sind bei Hildegard Witterungseinflüsse wie Wind, Sturm, Hoch- bzw. Tiefdruck gemeint. Auch kosmische Einwirkungen und negative Energien, die von Mitmenschen ausgehen, gehören dazu. Wir können uns mit einem Rubin dagegen schützen und vor allem Menschen, die starken und scheinbar grundlosen **Stimmungsschwankungen** ausgesetzt sind, und Menschen, die besonders **wetterfühlig** sind, hilft er zuverlässig.

Saphir

„Und er bezeichnet die vollkommene Liebe zur Weisheit."

Der Saphir ist bei Hildegard der Stein der Weisheit und der Klugheit und hilft bei Kopfweh und Augenproblemen. Interessanterweise ist er gleichzeitig auch der Magenstein und er hilft für Kopf und Magen auf dieselbe Art und Weise, nämlich indem man den Stein öfters in den Mund nimmt. Hier ist wiederum der Speichel ein Teil des Heilmittels und wir wissen, dass uns ungeordnete Gedanken und nicht getroffene Entscheidungen auf den Magen schlagen. Die Farbe Blau besänftigt generell und so fördert der Saphir unsere Bereitschaft zu Geduld und Gelassenheit, wenn uns Zorn und Ungeduld oder auch Liebeswahn plagen.
Der Saphir ist kein Wasserstein.

„Wenn ein Mensch als ganzer vergichtet ist, so dass er vor lauter Schmerzen im Kopf und am übrigen Körper keine Geduld haben kann, nehme er diesen Stein in seinen Mund und die Gicht in ihm wird weichen."

Bei **Gicht** und **rheumatischem Kopfweh** hilft der Saphir rasch und zuverlässig. Diese Schmerzen werden meist durch Ungeduld, Zorn oder Kummer hervorgerufen. Bei Bedarf gleich einen Saphir in den Mund nehmen oder einen Saphirring in reinem Gold tragen. Das lindert die Schmerzen und bringt Geduld und Gelassenheit. Reines Gold ist deshalb wichtig, weil Metalllegierungen wieder andere unerwünschte Reaktionen hervorrufen können.

„Wer vom Zorn heftig erregt wird, nehme sogleich einen Saphir in den Mund; der Zorn wird erlöschen und weichen."

Bei **Zorn, innerer Unruhe** und **Ungeduld** immer wieder einen Saphir in den Mund nehmen oder einen in reinem Gold gefassten Saphir tragen. Das führt zu einem klaren Verstand und einer objektiven Sicht der Dinge und verhindert so die Folgen von Zorn, nämlich Gicht und Rheuma. Zorn schlägt sich oft auf den Magen und so verhindert der Saphir Magenschmerzen oder löst sie sogar auf.

„Der Mensch, der eine gute Auffassungsgabe und gute Erkenntniskraft haben möchte, nehme täglich frühmorgens nüchtern beim Aufstehen den Saphir eine kleine Weile in den Mund."

Um zu „**rechtem Verstand**", zu **überlegten Handlungen** und zu **guten Einsichten** zu gelangen, den Saphir morgens nüchtern einige Minuten lang in den Mund nehmen und dabei die Gedanken ordnen.
Zudem untertags einen eingespeichelten Saphir über den Dampf eines erwärmten Weines halten. Den „bedampften" Stein abschlecken und den Wein trinken. Das führt zu einem klaren Verstand und stärkt den Magen.

„Wer aber dumm ist, so dass ihm jede Kenntnis fehlt, er jedoch klug sein will und nicht klug sein kann, er auch nicht voll Bosheit steckt und auch nicht danach strebt, der bestreiche seine Zunge oft nüchtern mit dem Saphir …, und er erhält einen guten Verstand."

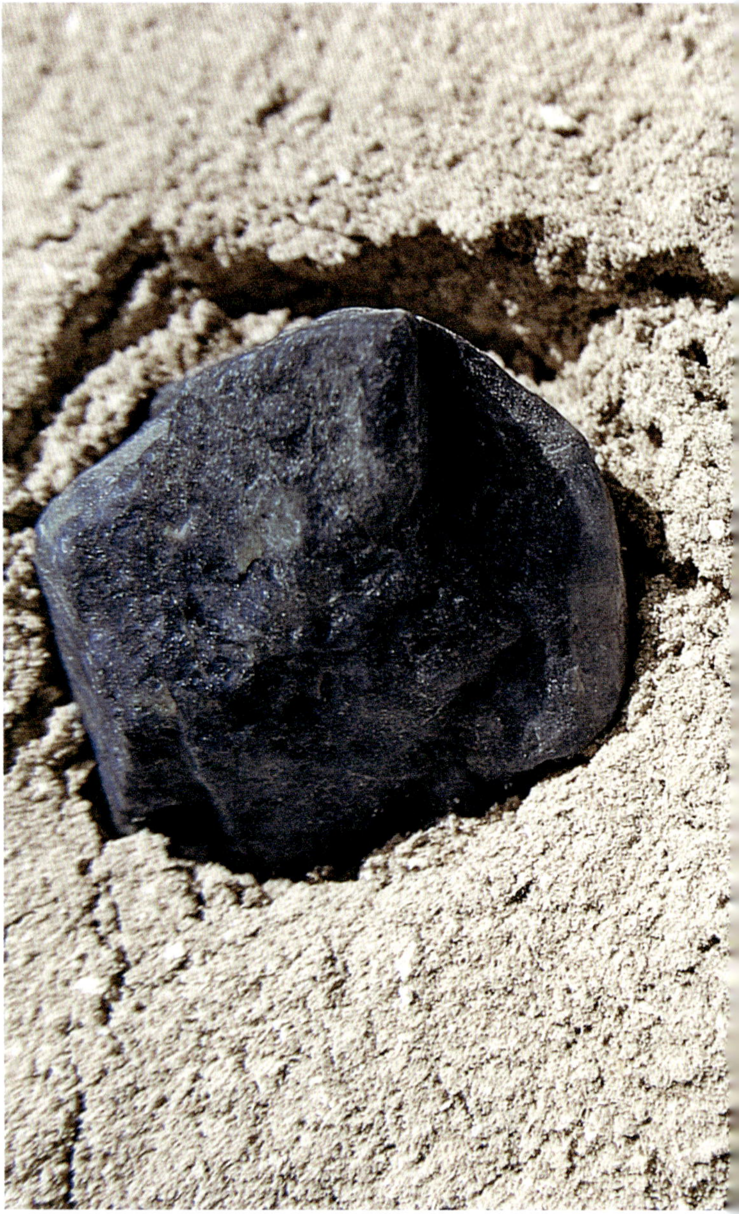

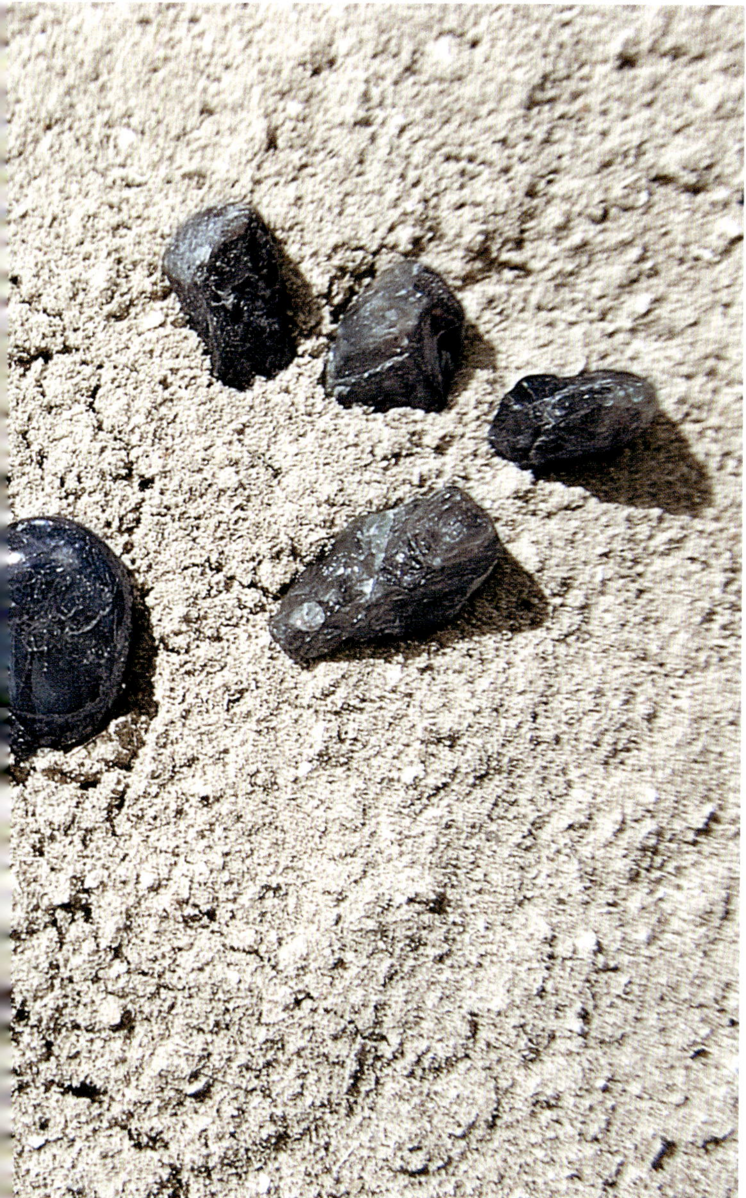

Diese Anwendung gilt für **geistig behinderte** und **zurückgebliebene Menschen**, die ein angenehmes und gutmütiges Wesen haben. Dr. Hertzka empfahl, einen Saphir in einen Silberlöffel zu fassen und mit diesem zu essen, damit er auf diese Art immer wieder automatisch abgeleckt wird.

„Wem die Sehkraft schwindet, der nehme morgens nüchtern einen Saphir in den Mund und mache ihn mit seinem Speichel feucht. Mit dem Finger nehme man den Speichel vom Saphir und befeuchte damit seine Augen, und zwar so, dass auch der Saphir die Augen inwendig berührt, und sie werden geheilt werden und ganz klar."

Bei **Hornhauttrübungen, Bindehautentzündungen** und **Augenrötung** den Saphir morgens nüchtern in den Mund nehmen und einspeicheln. Diesen Speichel mit dem Finger auf das ganze Auge streichen, sowohl auf die Lider als auch, wenn möglich, auf den Augapfel und die Bindehaut. Am besten jeden Morgen, noch im Bett liegend.
Auch bei so genanntem „**Flügelfell**", ein über das Auge wachsendes Häutchen, hilft der Saphir in der oben beschriebenen Art.

Bei so genanntem „**Liebeswahn**", wenn eine Liebe unerfüllt, unerwidert oder unmöglich ist, empfiehlt Hildegard den Saphirwein. Dreimal ein wenig Wein über einen Saphir gießen und mittags und abends vor und nach dem Essen ein wenig davon trinken. Dies mindestens drei Tage wiederholen, bei Bedarf durchaus länger.

Sarder

„Er ist rein und aus Luft und Wasser zusammengesetzt und wohl abgestimmt in seiner temperierten Wärme."

Dieser unauffällige, bräunliche Stein wurde immer wieder mit dem Karneol oder auch mit dem Achat verwechselt und auch heutzutage ist beim Kauf darauf zu achten, dass dies nicht geschieht. Seine Anwendungsmöglichkeiten sind begrenzt, er kann als Virusstein, bei Taubheit und Kopfweh eingesetzt werden.
Der Sarder ist kein Wasserstein

„Wer durch eine Krankheit das Gehör verliert, tauche den Sarder in reinen Wein, wickle ihn dann in ganz dünnes Leinen und stecke ihn ins taube Ohr."

Bei **Taubheit** durch eine vorangegangene Krankheit einen kleinen Sarder oder eine Sarderolive in Wein eintauchen, in etwas Watte einpacken und mehrmals täglich ins Ohr stecken. Darüber nochmals Watte legen und ein Stirnband tragen, damit die Wärme im Ohr bleibt.

„Er wehrt das Unheil plötzlich hereinbrechender Seuche ab."

Bei **Infektionskrankheiten, Virusgrippen** und **Fieberschüben** einen Sarder auf den Scheitel legen und eine Wollmütze tragen. Auch bei daraus resultierenden Kopfschmerzen den Sarder, wie oben beschrieben, verwenden. In Grippezeiten eine Sarderkette als Schutz tragen.

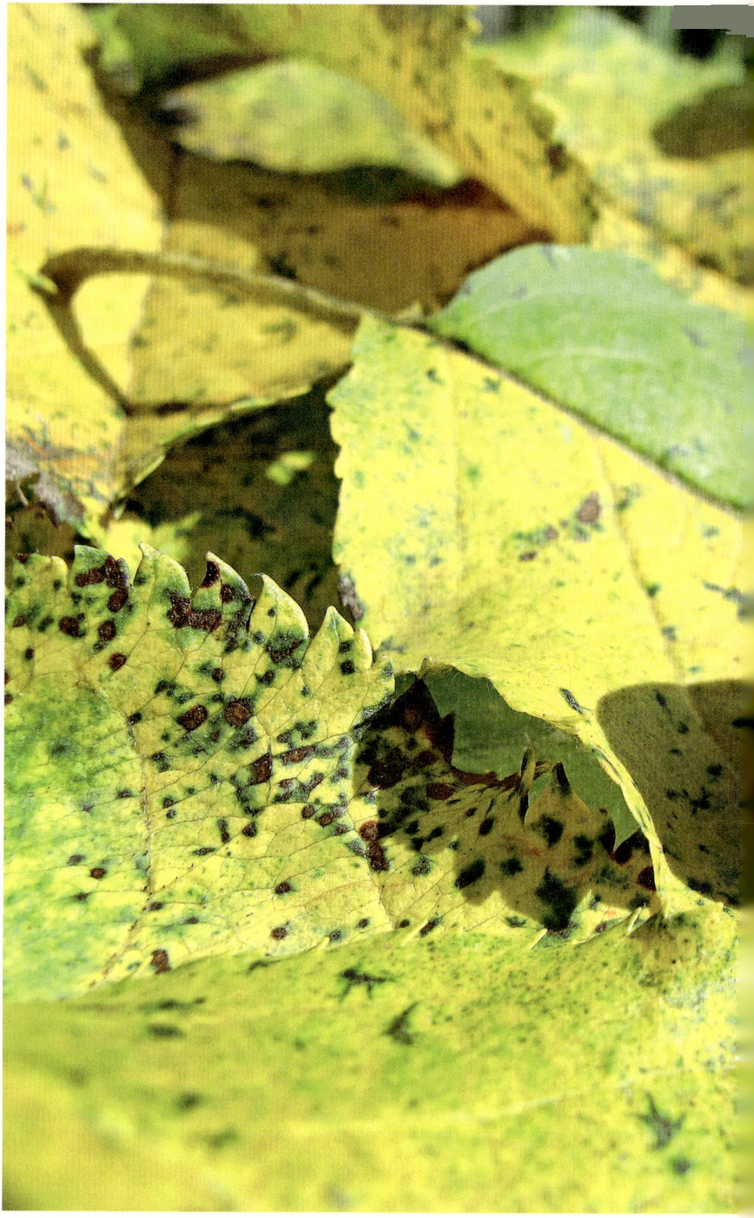

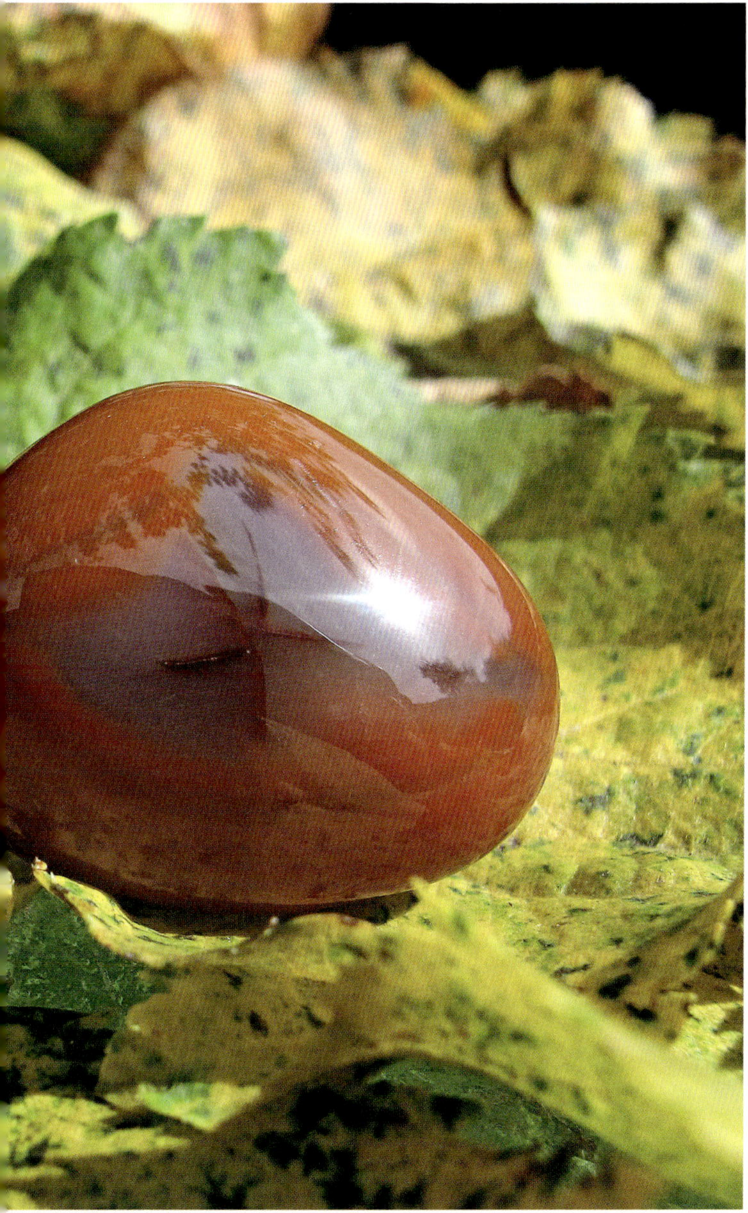

Bei plötzlich auftretenden **Kopfschmerzen** einen Sarder auf den Scheitel legen, mit einem Tuch festbinden und, wenn es angenehm ist, eine Wollmütze tragen.

Für alle, die gerne mit Steinen arbeiten und gute Erfahrungen gemacht haben, sei (mit Vorbehalt) darauf hingewiesen, dass Hildegard den Sarder empfiehlt, wenn eine **Geburt** nicht zu Ende gehen will. In diesem Fall mit einem Sarder die Lenden bestreichen und ein Gebet sprechen.

Sardonyx

„In seiner Art hat er wertvolle Kräfte. Den fünf Sinnen des Menschen teilt er gewisse eigene Kräfte zu und ist für sie eine Art Heilmittel."

Der Sardonyx kommt in verschiedenen Farbstellungen vor und gerade bei diesem Stein ist fachkundige Beratung wichtig. Nach Dr. Hertzka ist der Sardonyx dann ideal, wenn in die rotbraune Sarderfarbe eine weiße, scharf abgegrenzte Bänderung eingeschlossen ist. Als Lernstein stärkt er die Sinne, während er bei zu starker Sinnlichkeit beruhigend wirkt. Weiters gilt er als Schutzstein vor Rückfällen nach überstandener Krankheit.
Der Sardonyx ist kein Wasserstein.

„Wenn ein Mensch den Sardonyx auf der bloßen Haut trägt und ihn auch oft in den Mund nimmt, damit sein Atemhauch darüberstreicht, werden davon Intellekt und Wissen und alle Sinnesempfindungen seines Körpers gekräftigt."

Der Sardonyx gilt als Lernstein und er hilft, die **Freude am Lernen** zu fördern. Wir wissen, dass alles, was wir mit Freude und Liebe lernen, auf Dauer ist und zudem die Seele stärkt. Am besten bewährt haben sich Handschmeichler und Sardonyxanhänger, die man zwischendurch immer wieder in den Mund nehmen kann.

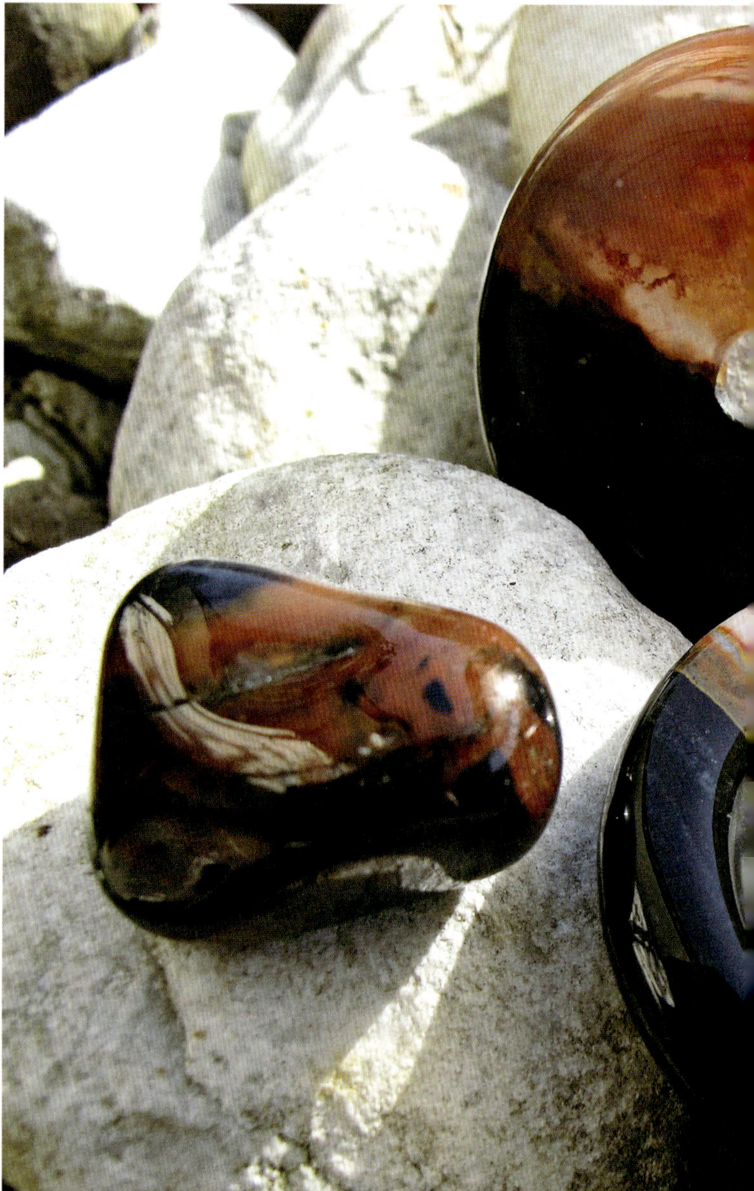

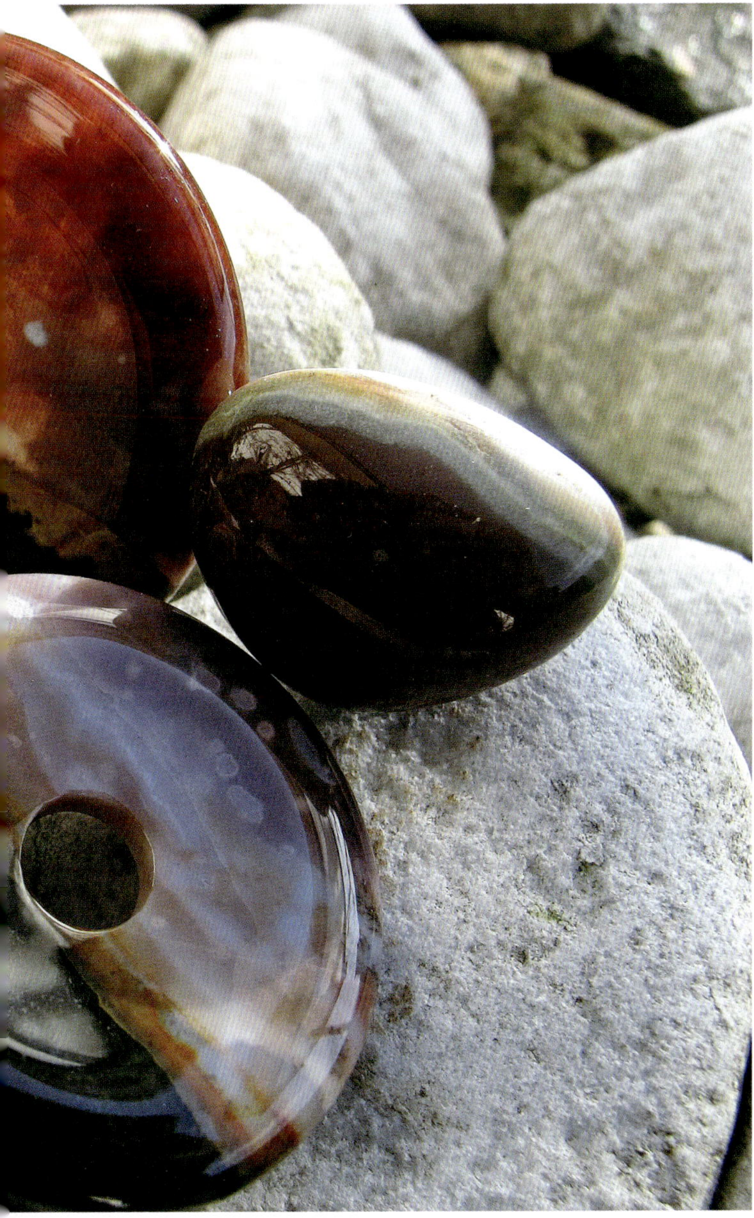

Bei **Zorn, Ungeduld** und **Liederlichkeit** in der **Pubertät** immer wieder einen Stein in den Mund nehmen und daran lutschen.

Bei akuten Erkrankungen, die **Schwitzen** zur Folge haben, hilft der Sardonyx. Zudem schützt er vor **Rückfällen** in alte bzw. überstandene **Krankheiten**. Dazu am besten einen Ring tragen.

„Wenn ein Mann oder eine Frau von Natur aus stark in sinnlichen Gelüsten entbrennt, dann soll er als Mann den Sardonyx an seine Leistenbeugen, die Frau aber über ihren Nabel legen, und sie werden von jenem Sinnenbrand Heilung erlangen."

Der Stein hilft bei **unerwünschter Sinnlichkeit** oder gesteigerter Lust, die der Partner nicht erwidern kann oder möchte. Männer legen einen Stein auf ihre Leisten, Frauen über ihren Nabel.

Smaragd

„Der Smaragd ist stark wirksam gegen alle Schwächezustände und Hinfälligkeiten des Menschen."

Der Smaragd mit seiner kräftigen grünen Farbe steht für Heilkraft, Fruchtbarkeit und Lebenskraft. Von allen Heilsteinen hat er die stärkste Grünkraft (Viriditas) und gilt daher als besonderer Energiestein. Er stärkt die Abwehr, die Grünkraft in jedem Menschen, den Kreislauf und zudem die Seelenkräfte. Er hilft bei jeglicher Art körperlicher Schwäche, bei Niedergeschlagenheit und Erschöpfungszuständen, bei Schwermut und Migräne. Er ist der Herz- und Rheumastein und kann auch bei Augen- und Halsproblemen eingesetzt werden.
Als **Wasserstein** ist er in anfordernden Zeiten ein echter Kraftspender.

„Wenn jemand im Herzen, im Magen oder in der Seite Schmerzen leidet, trage er einen Smaragd bei sich."

Bei **Herzschmerzen, Blähungen** oder **Zwerchfellhochstand** einen Smaragd über Nacht in den Bauchnabel legen und am besten mit einem Pflasterstrip fixieren.

Zur Stärkung des **Kreislaufs** den Stein als Kette tragen und zwischendurch immer wieder in den Mund nehmen. Zusätzlich Smaragdwasser trinken.

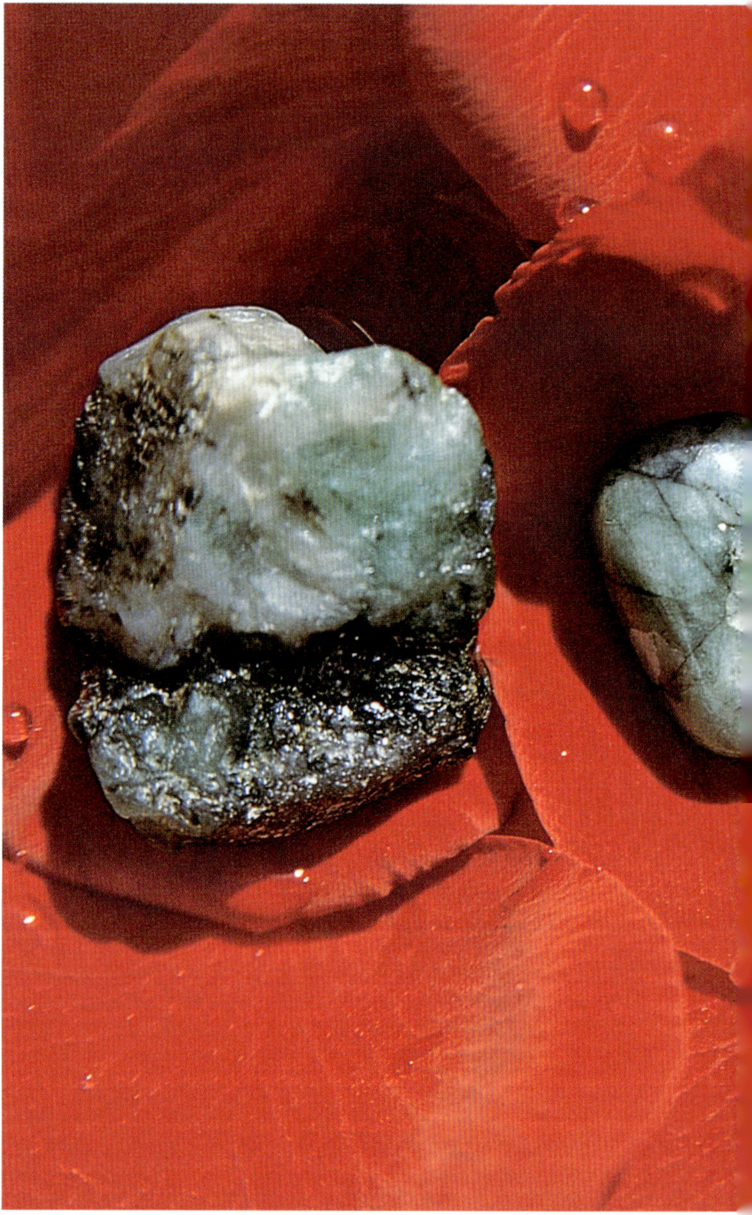

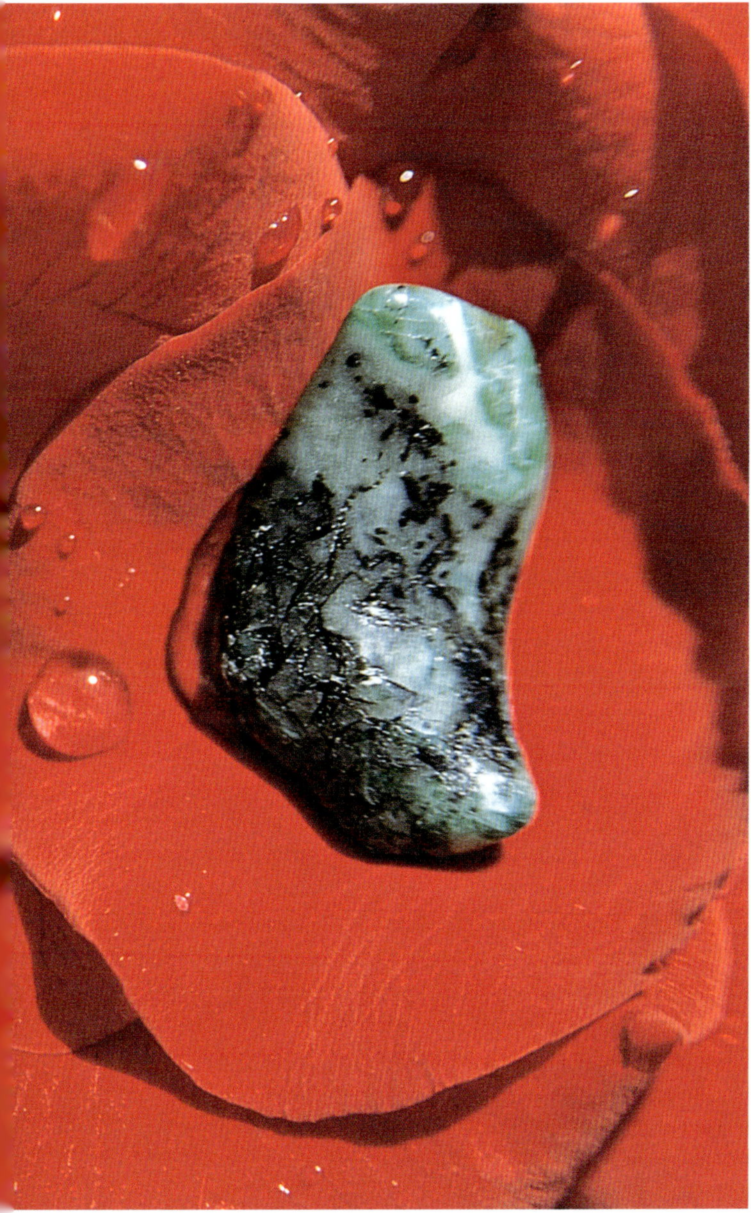

Bei **Kopfschmerzen** den Smaragd anhauchen und Stirn und Schläfen damit bestreichen. Anschließend den Stein eine Stunde in den Mund nehmen.
Bei häufigem **Halsweh** einen Smaragd in den Mund nehmen und wie ein Bonbon lutschen. Dies oft wiederholen, denn häufiges Halsweh kann zu Rheuma führen.

„Wenn jene Krankheiten im Menschen so aufwallen, dass sie sich von ihrem Toben nicht halten können, nehme der Mensch sogleich einen Smaragd in seinen Mund … und die plötzlichen Wallungen jener Krankheiten werden zweifellos weichen."

Bei **Rheumaschmerzen** und **Rheumaschüben** einen Smaragd einige Minuten in den Mund nehmen, wieder herausnehmen und abkühlen lassen und dies öfter wiederholen. Zudem den Stein auf die betroffene Stelle auflegen oder umbinden oder eine Halskette aus Smaragd tragen. Die Grünkraft des Steines vertreibt den Schmerz und das Rheuma, so dass bei längerer Behandlung keine Schmerzen mehr entstehen.

Der Smaragd schützt auch bei einer **Virusgrippe**. Als Schutz in Grippezeiten einen Smaragd tragen, Smaragdwasser trinken und an einem Stein lutschen.
Bei **Augenproblemen** und müden Augen einen Smaragd an der Sonne wärmen und direkt auf die geschlossenen Augen legen.
Bei den ersten Anzeichen von **Migräne** Stirn und Schläfen mit einem angehauchten Stein einstreichen.

„Wenn einen Menschen Keime benagen, lege er ein Leinentuch über das Geschwür und binde mit weiteren Leinen einen Smaragd darauf … Dies drei Tage lang und die Keime werden sterben."

Bei **offenen Geschwüren**, die mit anderen Methoden nicht zu schließen sind, hat die Behandlung mit einem Smaragd schon oft geholfen. Einen Mulltupfer auf die Wunde legen, einen flachen Smaragd darüberlegen und mit einer Bandage fixieren. Drei Tage lang anwenden und dabei täglich frisch verbinden.
Auch bei hartnäckigen **Nagelbett-** und **Fingervereiterungen** hilft der Smaragd. Ein dünnes Leinen auf die Wunde legen, einen flachen Smaragd mit einem zweiten Leinen darüberbinden und das drei Tage lang anwenden.
Wenn der Lebensmut fehlt und die **Schwermut** überhandnimmt, auch bei Dauermüdigkeit und **Erschöpfung**, einen Smaragd über Nacht in den Bauchnabel legen und mit einem Tape fixieren. Den Stein am Morgen entfernen und in der nächsten Nacht wieder im Nabel festbinden. Der Stein lädt die leeren Batterien über Nacht wieder auf, soll aber am Tag nicht getragen werden.

„Wenn jemand von der Fallsucht geplagt hinstürzt, soll man ihm schnell einen Smaragd in den Mund stecken und sein Geist wird wieder aufleben."

Der Smaragd hilft besonders bei **Epilepsie** von Kindern und Jugendlichen. In Kombination mit dem Achat und dessen Anwendungsmöglichkeiten ist der Smaragd ein wunderbares Mittel.

Süßwasserperlen

„Nimm daher diese Perlen, lege sie in Wasser und der ganze Schleim, der in diesem Wasser ist, sammelt sich um die Perlen und das obere Wasser wird gereinigt und gesäubert."

Perlen und Süßwasserperlen zählen zu den Juwelen und werden beide von Hildegard beschrieben. Als Heilmittel eingesetzt werden allerdings nur die Süßwasserperlen, und zwar gegen Verschleimungen und Kopfweh. Die anderen Perlen beschreibt Hildegard sogar als schädlich. Süßwasserperlen eignen sich zum Herstellen von Perlenwasser.

„Ein Mensch, der Fieber hat, trinke oft dieses obere Wasser und es wird ihm besser gehen."

Perlen lösen **Verschleimungen** im Halsbereich und helfen bei **Angina, Asthma** und **Bronchitis**. Idealerweise Perlen mit Bergkristall mischen und als hübsche Kette direkt auf der Haut tragen. Zusätzlich Perlenwasser oder Bergkristall-Perlenwasser damit bereiten und täglich trinken, bis die Verschleimungen gelöst sind.

„Wer Kopfweh hat, wärme die Perlen an der Sonne, lege sie warm über seine Schläfen und binde sie mit einem Tuch fest und er wird geheilt."

Bei **Kopfweh** Perlen, wie im Originaltext beschrieben, an der Sonne wärmen, auflegen und mit einem Stirnband oder Tuch festbinden.

Gold

„Das Gold ist warm und es hat eine ähnliche Natur wie die Sonne … Wenn ein gesunder Mensch das macht, wird es ihm die Gesundheit erhalten, und wenn er krank ist, wird er gesund sein."

Hildegard hat die verschiedenen Metalle und ihre Wirkung beschrieben. Hildegardexperten sind sich jedoch nicht einig, ob die Beschreibung des Goldes tatsächlich von ihr selbst stammt. Die Erfahrungen Dr. Hertzkas und zahlreiche erfolgreiche Anwendungen geben allerdings dem Gold als Heilmittel recht.
Wir unterscheiden den **Goldwein**, der mit einem so genannten Nugget hergestellt wird, und die **Goldkur**, die an zwei aufeinanderfolgenden Tagen mit Goldpulver zubereitet wird. In beiden Fällen ist es wichtig, reines, handgeschürftes Gold im Fachhandel zu beziehen. Auch beim Gold ist der Kauf Vertrauenssache.
Gold gilt als Gicht- und Rheumamittel, es hilft gegen Allergien und dient der allgemeinen Gesunderhaltung.
Wasser kann mit Gold nicht hergestellt werden, wohl aber **Goldwein**.

„Ein Mensch, der unter Gicht leidet, nehme Gold … und pulverisiere es. Dann nehme er etwas Mehl und Wasser."

Bei **Gicht, Rheuma** und **Polyarthritis** einmal im Jahr die Goldkur einsetzen. Am ersten Tag die halbe Menge des Goldpulvers mit etwas Mehl und Wasser verrühren und diesen rohen Teig morgens nüchtern essen. Am zweiten Tag die andere Menge des Goldpulvers mit Mehl und Wasser mischen, diesen Teig in der Pfanne backen und ihn morgens nüchtern essen. (Goldpulver wird in Milligramm und das Mehl in Gramm geliefert und vom Anwender in ca. zwei gleich große Hälften geteilt.)

Bei **Schwellungen** und **Überbein** ein Goldnugget an der Sonne oder auf einem Tonteller im Backrohr erwärmen und auflegen. Bei Überbein ist allerdings eine monatelange und regelmäßige Anwendung notwendig.

„Wer Fieber im Magen hat, wärme mit erhitztem Gold reinen Wein und trinke ihn, und das Feuer wird ihn verlassen."

Bei **Allergien** jeder Art und bei **fieberhaften Erkrankungen** Goldwein zubereiten. Dazu ein Stück echtes, handgeschürftes Gold im Fachhandel beziehen. Dieses Goldnugget am Rand der Herdplatte erhitzen, mit einer Pinzette entfernen und in ein Likörglas voll Wein tauchen. Diese Prozedur drei Mal wiederholen und den Wein trinken. Über einen längeren Zeitraum zwei bis drei Mal am Tag anwenden.

Zur **Gesunderhaltung** wenden Hildegardfreunde den Goldwein regelmäßig an oder machen einmal im Jahr die Goldkur.

Stärkung der Hildegardtugenden

„Tugend“ klingt für uns moderne Menschen beengend, rückständig und wenig erfreulich. Worte wie „Disziplin“, „Ordnung“ oder „Selbstlosigkeit“ schüren Widerstand und lassen uns in eine Abwehrhaltung gehen. Hildegard von Bingen hingegen sah die Tugenden in einem ganzheitlichen Sinn als Seelenkräfte, die dem Menschen zur Verfügung stehen und ihn frei und unabhängig machen. Frei im Sinne von selbstbestimmt, selbstbewusst und verantwortungsvoll. Das sind Eigenschaften, die wir uns wünschen und die wir auch durch das Einüben der Tugenden erreichen können. Damit dieses Üben besser gelingt, steht uns die Kraft der Heilsteine zur Verfügung.

Wer zu sehr in seinen Schwächen verhaftet bleibt, spürt dies im Laufe der Jahre auch durch körperliche Beschwerden. Wer seinen Zorn nicht beherrschen lernt, leidet früher oder später an Bluthochdruck, an Rheuma oder anderen Krankheiten. Er kann sich in der Tugend der Geduld, der Disziplin oder der Nachsicht üben und dazu den passenden Stein zu Hilfe nehmen. Wer bei sich z. B. eine gewisse Lieblosigkeit oder Neid feststellt, kann versuchen, mithilfe des Amethysts zu mehr Wertschätzung und Nächstenliebe zu gelangen.

Die nachfolgende Liste orientiert sich an den 35 Hildegardtugenden, die sie in ihrem Werk „Der Mensch in der Verantwortung“ beschrieben hat, und am Buch „Heilen mit der Kraft der Seele“ von Dr. Wighard Strehlow. Die

Reihung der Tugenden folgt von 1 bis 35 diesen Aufzeichnungen, welche die Grundlage für die „Tugendlehre" bildet. Für Kenner der Hildegardlehre stellt genau diese Reihenfolge einen Leitfaden dar und bildet die Basis für weiterführende Themen.

Manche Steine kommen in dieser Auflistung öfter vor als andere. Wer sich bei der Wahl des Steins unsicher ist, kann darauf vertrauen, dass derjenige der richtige ist, von dem man sich besonders angezogen fühlt oder dessen Farbe einem besonders „ins Auge sticht".

Tugenden bzw. charakterliche Stärken	Schwächen	Stein	
Liebe zum Geistigen, zum Schönen, Intuition, Zärtlichkeit	Liebe zum Materiellen, zum Zeitgeistigen, zu viel Sinnlichkeit	Bergkristall, Hyazinth, Saphir, Topas	1
Disziplin, Ausgeglichenheit, Ordnungsliebe, Bodenständigkeit	Ausschweifung, Rücksichtslosigkeit, Chaos, Unausgeglichenheit	Jaspis	2
Bescheidenheit, Ehrfurcht, Respekt, Höflichkeit, Rücksicht, Einfachheit	Vergnügungssucht, Respektlosigkeit, Unhöflichkeit, Rücksichtslosigkeit, Übertriebenheit	Jaspis, Sarder	3
Barmherzigkeit, Anteilnahme, Mitgefühl, Verständnis, Gutmütigkeit	Unbarmherzigkeit, Gleichgültigkeit, Gefühllosigkeit, Kaltherzigkeit, Hartherzigkeit	Achat, Diamant, Jaspis, Saphir, Sardonyx	4

Standhaftigkeit, Zivilcourage, Mut, Gottvertrauen, Willensstärke	Wankelmut, Feigheit, Angst, Resignation, Willensschwäche	Amethyst, Bergkristall, Chalzedon, Chrysolith, Diamant Smaragd	5
Geduld, Nachsicht, Gelassenheit, Friedfertigkeit	Ungeduld, Intoleranz, Jähzorn, Groll	Beryll Chalzedon, Diamant	6
Freude an der Schöpfung, Humor, Frohsinn	Zynismus, Spott, Schadenfreude, übertriebene Lustigkeit	Hyazinth, Onyx	7
Enthaltsamkeit, Genügsamkeit, rechtes Maß, freiwillige Reduktion	Schlemmerei, Unersättlichkeit, Triebhaftigkeit, Suchtverhalten	Diamant, Hyazinth, Saphir	8
Großherzigkeit, Großzügigkeit, Milde, Sanftmut, Anmut	Engherzigkeit, Geiz, Verbitterung, Verdrossenheit	Amethyst, Chalzedon, Chrysolith, Saphir	9
Güte, Treue, Frömmigkeit, Aufrichtigkeit, Zuverlässigkeit	Bosheit, Gottlosigkeit, Unaufrichtigkeit, Unzuverlässigkeit	Smaragd	10
Wahrheitsliebe, Ehrlichkeit, Redlichkeit, Natürlichkeit	Lüge, Falschheit, Betrügereien, Arglist, Berechnung	Achat, Beryll, Chalzedon, Diamant	11
Friedfertigkeit, Versöhnung Zufriedenheit, Vergebung	Streitlust, Wettstreit, Unzufriedenheit, Rachegelüste	Beryll, Chalzedon	12

Glückseligkeit, Freude, Heiterkeit, Leichtigkeit	Unglückseligkeit, Leid, Gram, Melancholie, Mühsal	Saphir, Smaragd	13
Maßhaltung, Discretio, Entscheidungskraft, Gleichgewicht, Zurückhaltung	Maßlosigkeit, Handlungsschwäche, Ungleichgewicht, Übertreibung	Diamant, Jaspis, Smaragd	14
Seelenheil, Gottvertrauen, Trost, Heilung	Verlorenheit, zu wenig Gottvertrauen, Verzweiflung, Krankheit	Onyx, Smaragd	15
Demut, Bescheidenheit, Genügsamkeit, Zufriedenheit	Hochmut, Überheblichkeit, Anmaßung, Unzufriedenheit	Amethyst, Chrysopras, Saphir, Smaragd	16
Nächstenliebe, Neidlosigkeit, Wertschätzung, Zuneigung	Lieblosigkeit, Neid, Geringschätzung, Abneigung	Amethyst, Beryll	17
Ehrfurcht und Respekt vor der Schöpfung, Zufriedenheit, Bescheidenheit	Ruhmsucht, Respektlosigkeit, Angeberei, Prahlerei	Smaragd	18
Gehorsam, Respekt, Toleranz, Einsicht	Ungehorsam, Respektlosigkeit, Intoleranz, Rechthaberei	Achat, Amethyst, Jaspis, Smaragd	19
Glaube, Vertrauen, Religiosität, Überzeugung	Unglaube, Misstrauen, Gottlosigkeit, Zweifel	Chalzedon, Saphir, Smaragd	20

Hoffnung, Zuversicht, Gottvertrauen, positives Denken	Hoffnungslosigkeit, Ausweglosigkeit, Verzweiflung, Schwarzsehen	Saphir, Smaragd	21
Keuschheit, Enthaltsamkeit, Anständigkeit, Einfachheit	Wollust, Begierde, Lüsternheit, Überfluss	Diamant, Hyazinth, Saphir	22
Gerechtigkeit, Rücksichtnahme, Gewissenhaftigkeit, Rechtschaffenheit	Ungerechtigkeit, Rücksichtslosigkeit, Gewissenlosigkeit, Unrecht tun	Chrysopras, Jaspis, Smaragd	23
Tapferkeit, Stärke, Kühnheit, Begeisterung, Tatkraft	Bequemlichkeit, Schwäche, Schlaffheit, Unlust, Antriebslosigkeit	Amethyst, Sardonyx, Smaragd	24
Einbeziehen der Schöpfung, Befreiung von inneren Zwängen, heil sein	Gottvergessenheit, innerliche Unfreiheit un-heil sein	Saphir, Smaragd	25
Standhaftigkeit, Charakterstärke, Durchhaltevermögen, Entschlusskraft, Ausdauer	Unbeständigkeit, Charakterschwäche, Wankelmut, Unentschlossenheit, Unkonzentriertheit	Jaspis, Topas, Sardonyx, Smaragd	26
Urvertrauen, Gottvertrauen, Sehnsucht nach dem Schönen, Göttlichen, Spirituellen	Kummer und Sorge, Gram, Sorge um das Irdische	Diamant, Saphir, Sardonyx, Smaragd	27

Reue, Nachgiebigkeit, Versöhnlichkeit, Empfindsamkeit	Herzenshärte, Uneinsichtigkeit, Verbitterung, Verschlossenheit	Jaspis, Onyx	28
Spiritualität, innerer Reichtum und Erfüllung, maßvoller Genuss und Freude	Weltverhaftung, Habsucht, Gewinnsucht, Raffgier, Sucht und Gelüste	Diamant, Jaspis, Smaragd	29
Eintracht, Harmonie, Einigkeit, Übereinstimmung	Zwietracht, Streit, Zank, Uneinigkeit	Beryll, Chalzedon, Sardonyx, Saphir	30
Ausgewogenheit, Ehrfurcht, Wertschätzung, Rücksichtnahme, Ebenmaß	Ausgefallenheit, Schrulligkeit, Spleens Missachtung, Rücksichtslosigkeit, Überspanntheit	Amethyst, Smaragd	31
Stabilität, Besonnenheit, Gelassenheit, Klarheit	Labilität, Unbesonnenheit, Unruhe, Wankelmut	Bergkristall, Chalzedon, Sardonyx	32
Verehrung der Schöpfung und Natur, Wahrhaftigkeit, Erkenntnisstreben	Glaube an Magie, Aberglaube, Scharlatanerie	Amethyst, Saphir, Smaragd	33
Genügsamkeit, Freigiebigkeit, Großzügigkeit, Sparsamkeit	Geiz, Festhalten, Kleinlichkeit, Knausrigkeit	Chrysopras, Smaragd	34
Glückseligkeit, Frohsinn und Freude, Optimismus, Lebenssinn	Weltschmerz, Melancholie, Trübsinn, Schwermut, Sinnlosigkeit	Amethyst, Chalzedon, Onyx, Saphir	35

Krankheiten / Gemütszustände A–Z

Krankheit / Gemütszustand	Stein	Anwendung
Abwehr stärken	Bergkristall	Kristallwasser
Aggressionen	Beryll und Aquamarin	auf der Haut tragen, in der Hand halten, oft anschauen
Akne	Amethyst	einspeicheln, über Pusteln streichen
Allergien	Goldnugget	Goldwein
Allergiefieber	Prasem	in Roggenbrotteig auf den Bauchnabel legen
Alpträume	Jaspis	unter das Kopfkissen legen, in der Hand halten
Altersflecken	Amethyst	einspeicheln, über Flecken streichen
Ängste	Jaspis	unter das Kopfkissen legen, in der Hand halten
Appetit zügeln	Rohdiamant	in den Mund nehmen
Arteriosklerose	Rohdiamant Saphir	Diamantwein, Diamantwasser, in den Mund nehmen
Arthritis	Goldpulver	Goldkur
Asthma	Sarder	auf der Haut tragen
Atembeschwerden	Sarder	auf der Haut tragen

Aufregungen	Achat Jaspis	auf der Haut tragen, im Raum aufstellen auf das Herz legen, in der Hand halten
Augenleiden: Augen, müde Augenrötungen, Bindehautentzündung Bindehautentzündung Grauer Star Flügelfell, Grauer Star, Hornhauttrübung Starbildung (Grauer und Grüner Star), Sehschwäche	 Smaragd Saphir Bergkristall Hyazinth Saphir Goldtopas	 an der Sonne wärmen und auflegen einspeicheln und über Augen streichen an der Sonne wärmen und auflegen, Augenkompressen mit Bergkristallwasser an der Sonne wärmen, einspeicheln und auflegen einspeicheln und über Augen streichen Topaswein
Bandscheiben-probleme	Goldnugget Jaspis	Goldwein zubereiten auflegen
Bauchspeicheldrüse	Bergkristall	Kristallwasser
Bettnässen	Jaspis	nachts auf Bauch kleben, unters Kopfkissen legen
Blasenprobleme	Goldnugget	Goldwein
Bluterguss	Amethyst	auflegen
Bluthochdruck	Rohdiamant	in den Mund nehmen, Diamantwasser
Bosheit	Chalzedon Chrysopras Beryll/ Aquamarin	Halskette/Armband tragen Kette tragen, am Stein lutschen Kette tragen, Stein anschauen, Kristallwasser

Candida	Rubin	einführen
Darmprobleme	Bergkristall	Kristallwasser
Depression	Jaspis Smaragd	Scheibe aufs Herz legen tragen und in den Mund nehmen
Diabetes	Bergkristall	Kristallwasser
Drüsenprobleme	Bergkristall	Kristallwasser, Kristallwein, Kette tragen
Einsicht, Erkenntnis	Bergkristall Chrysolith	mit Stein meditieren Kette tragen, mit Stein meditieren
Ekzeme	Bergkristall	Kristallwasserwickel
Entscheidungs-probleme	Achat Amethyst Bergkristall Chrysopras Saphir	Kette/Armband tragen, Handschmeichler Kette tragen mit Stein meditieren mit Stein meditieren nüchtern in den Mund nehmen
Epilepsie	Achat	auf der Haut tragen, Achatwasser
Erkältung	Jaspis	Jaspisolive in die Nase ein-führen
Erschöpfung/ Ermüdung	Smaragd	über Nacht in den Nabel legen
Fieber	Goldnugget Onyx Rubin	Goldwein Onyxessig in den Nabel legen
Fieberblasen	Rubin	über die Blase streichen
Frustration	Chalzedon	Kette tragen

Geburtswehen	Jaspis	auf schmerzende Stelle legen, in der Hand halten
Gedächtnisschwäche	Achat	Kette tragen, Handschmeichler
Gedankenschutz	Amethyst	Kette nach außen sichtbar tragen, Druse im Raum aufstellen
Gelenkrheuma	Chrysopras	auf der Haut tragen, Steinwasser zubereiten
Gelenkschwellungen	Amethyst	einspeicheln, über schmerzende Stelle streichen
Geschwulst	Amethyst Goldnugget	einspeicheln, über Geschwulst streichen erwärmen und über Geschwulst streichen
Gesichtsflecken	Amethyst	einspeicheln, über Flecken streichen
Gicht	Goldpulver Saphir	Goldkur machen in den Mund nehmen
Gliederschmerzen	Jaspis	auf betroffene Stelle legen
Gliederzittern	Chrysopras	Kristallwasser, Handschmeichler, als Kette tragen
Gürtelrose	Bergkristall	Leinsamengel mit Kristallwasser zubereiten
Hämorrhoiden	Karneol	Karneololive einführen
Halsbeschwerden, Heiserkeit	Smaragd	am Stein lutschen
Hautausschläge	Goldnugget Rubin Amethyst	Goldwein herstellen Rubinwasser einspeicheln, über Stelle streichen, Gesichtswasser herstellen

Heißhunger	Rohdiamant	in den Mund nehmen
Hemmungen	Achat	auf der Haut tragen, sichtbar im Raum aufstellen
Herpes	Rubin	in den Nabel legen, mit Stein über Stelle streichen
Herzeleid, seelisch	Smaragd Jaspis	auf der Haut tragen auf Herzhöhe tragen
Herzrhythmus-störungen	Jaspis	eckige Platte oder Scheibe auf das Herz legen
Herzschmerz, körperlich	Chrysolith Jaspis Smaragd	mit Olivenöl bestreichen und auf schmerzende Stelle legen auf das Herz legen auf der Haut tragen
Herzschmerz, seitlich	Onyx	in der Hand halten, Onyxwein
Herzschwäche	Smaragd	auf der Haut tragen
Heuschnupfen	Jaspis	Jaspisolive in die Nase einführen
Hexenschuss	Jaspis	auf schmerzende Stelle legen
Hyperaktivität	Chrysopras	Kette tragen, am Stein lutschen, Chrysopraswasser
Immunschwäche	Goldpulver	Goldkur machen
Infektionen	Rubin	Rubinwasser
Inkontinenz	Goldnugget	Goldwein
Insektenbisse/Stiche	Achat Amethyst	an der Sonne wärmen, auflegen einspeicheln, über betroffene Stelle streichen
Ischias	Jaspis	auflegen

Jähzorn	Chalzedon Rohdiamant	Kette tragen, Chalzedonwasser Stein anschauen, in den Mund nehmen
Klimakterium	Chalzedon	Kette tragen, Chalzedonwasser
Konstitutionsmittel	Goldpulver	Goldkur machen
Konzentrations-schwäche	Sardonyx Jaspis	anhauchen, in den Mund nehmen, auf der Haut tragen in den Mund nehmen
Kopfschmerzen	Rubin Saphir Smaragd	auf schmerzende Stelle legen in den Mund nehmen anhauchen, über Stirn und Schläfen streichen
Kreislauf	Rubin	kurzzeitig Anhänger tragen
Kropf	Bergkristall	Bergkristallwasser, Kette tragen
Lachen (übertriebenes)	Hyazinth	Stein tragen, in den Mund nehmen
Lampenfieber	Achat	auf der Haut tragen, im Raum aufstellen
Legasthenie	Chalzedon	anhauchen, in den Mund nehmen, auf der Haut tragen
Lernschwäche	Sardonyx	anhauchen, in den Mund nehmen, auf der Haut tragen
Leukämie	Onyx	Onyxwein, Onyxessig
Lispeln	Chalzedon	in den Mund nehmen, auf der Haut tragen
Lungenleiden	Sarder	auf der Haut tragen

Lymphdrüsenprobleme	Bergkristall	Kristallwasser
Magenkrämpfe	Smaragd	auf der Haut tragen, am Stein lutschen
Magenschmerzen	Bergkristall Smaragd	Kristallwasser, Wickel im Magenbereich am Stein lutschen
Manien	Achat	auf der Haut tragen, Achatwasser
Menstruations- beschwerden	Jaspis	auf Unterbauch auflegen
Milzleiden	Onyx	Onyxwein, Onyxessig
Mondfühligkeit	Achat	auf der Haut tragen
Muttermal	Amethyst	einspeicheln, über die Stelle streichen
Nackensteife	Bergkristall	Wickel machen
Nasenbluten	Karneol	Karneololive in die Nase einführen
Nervenschwäche	Chrysopras	Kette/Armband tragen
Nierenleiden	Rohdiamant	mit Diamantwasser Speisen und Getränke herstellen
Ohrenleiden	Jaspis Sarder	Jaspisolive ins Ohr Sarderolive ins Ohr
Phobien	Bergkristall	Kristallwein
Polypen	Jaspis	Jaspisolive anhauchen, in die Nase einführen
Problemlösungen	Bergkristall Saphir Achat	meditieren in Mund nehmen, meditieren Handschmeichler, Kette tragen

Prüfungsangst	Achat Chalzedon Chrysopras Jaspis	Handschmeichler Handschmeichler in den Mund nehmen Handschmeichler, Anhänger tragen, am Stein lutschen Anhänger tragen, Handschmeichler
Pubertätsprobleme	Achat Chalzedon Sardonyx	auf der Haut tragen, im Raum aufstellen auf der Haut tragen, als Hand- schmeichler, Chalzedonwasser anhauchen und in den Mund nehmen, auf der Haut tragen
Redegewandtheit, Redekunst	Achat	auf der Haut tragen, im Raum aufstellen
Rheuma	Goldpulver	Goldkur
Rheumakopfweh	Saphir	in den Mund nehmen
Rheumaschmerzen	Chrysopras Smaragd	auf der Haut tragen auf der Haut tragen
Rückenbeschwerden	Goldpulver Jaspis	Goldkur auf schmerzende Stelle kleben
Schilddrüsenprobleme	Bergkristall	Bergkristallwasser, Halskette tragen
Schlafstörungen	Jaspis	unters Kopfkissen legen, in der Hand halten
Schlafwandeln	Achat	Achatwasser
Schlaganfall	Rohdiamant	Diamantwasser, alle Speisen damit kochen
Schmerzen, allgemein	Jaspis	auf schmerzende Stelle legen

Schulangst, Prüfungsangst	Achat	auf der Haut tragen, im Raum aufstellen
Schüttelfrost	Onyx	Onyxessig
Schwächeanfall	Saphir	in den Mund nehmen
Schwächezustände	Gold Smaragd	Goldkur in den Nabel legen, anhauchen und in den Mund nehmen
Schwellungen (frisch)	Amethyst	einspeicheln, über Schwellung streichen
Schwerhörigkeit (nach einer Krankheit oder Erkältung)	Jaspis	Olive anhauchen, ins Ohr einführen
Sehstörungen	Goldtopas	Topaswein
Sinne und Sinnesempfindungen stärken	Sardonyx	anschauen, anhauchen und in den Mund nehmen
Sinnlichkeit, zu starke	Hyazinth	anhauchen und in den Mund nehmen
Sonnenbrand	Prasem	in Roggenbrot im Bauchnabel auflegen
Speichelfluss (übermäßig)	Smaragd	Smaragdwein
Sprachhemmungen	Achat Chalzedon	auf der Haut tragen, in der Hand halten, im Raum aufstellen auf der Haut tragen, anhauchen und in den Mund nehmen
Starbildung	Goldtopas	Topaswein
Star (Grauer)	Saphir	in Hand erwärmen, einspeicheln und über Augen streichen

Stimmprobleme	Smaragd	am Stein lutschen
Stimmungs-schwankungen	Chalzedon	Halskette tragen, als Handschmeichler
Stoffwechselstörungen	Bergkristall	Kristallwasser
Stottern	Chalzedon	anhauchen, am Stein lutschen
Streitlust	Beryll und Aquamarin	auf der Haut tragen, oft anschauen, in der Hand halten, im Raum aufstellen
Stress	Chalzedon Jaspis	Kette tragen, Handschmeichler, Chalzedonwasser mit Chalzedon als Kette kombinieren
Sucht (jeglicher Art)	Rohdiamant	in den Mund nehmen, Speisen mit Diamantwasser zubereiten
Talente stärken	Chrysolith	Kette tragen, Stein meditieren
Tennisarm	Amethyst	einspeicheln, über schmerzende Stelle streichen
Traurigkeit	Jaspis Onyx	Kette/Anhänger tragen, Handschmeichler, unters Kopfkissen legen ansehen, in den Mund nehmen
Träume	Jaspis	unters Kopfkissen legen, in der Hand halten
Überbelastung (schulisch)	Sardonyx	anhauchen, in den Mund nehmen, auf der Haut tragen
Übermüdung	Smaragd	über Nacht in Nabel legen, Smaragdwasser

Verschleimung	Smaragd	Smaragdwein
Verspannungen	Amethyst	auf betroffene Stelle legen
Virale Erkrankungen	Rubin	kurz in den Nabel legen, auf betroffene Stelle legen
Warzen	Rubin	über Warzen streichen
Wechseljahr- beschwerden	Chalzedon	Kette tragen, Chalzedonwasser
Wetterfühligkeit	Chalzedon	Kette tragen, am Stein lutschen
Wundheilung	Smaragd	mit Leinen auf die Wunde legen
Zahnprobleme, Parodontose	Rubin	in den Mund nehmen
Zeckenbiss	Achat	an der Sonne wärmen, auf Biss legen
Zorn (Vorbeugung/ Vermeidung)	Beryll, Aquamarin Chalzedon	Kette tragen, am Stein lutschen, im Raum aufstellen Kette tragen, am Stein lutschen
Zorn (Anfall, akut)	Beryll, Aquamarin Chrysopras Diamant Saphir	in den Mund nehmen, anschauen, Steinwasser Kette tragen, sofort in Mund nehmen sofort in Mund nehmen in Mund nehmen, Ring tragen
Zungenlähmung (nach Schlaganfall)	Chalzedon	anhauchen und am Stein lutschen

Literaturverzeichnis / Quellennachweis

HILDEGARD VON BINGEN, „Physica", Das Buch von dem inneren Wesen der verschiedenen Naturen in der Schöpfung, Otto Müller Verlag

HILDEGARD VON BINGEN, Der Mensch in der Verantwortung, Otto Müller Verlag

DIETER STEPHAN / DAVID ASCHBERG, Das große Lexikon der Heilsteine. Alle Heilsteine von A–Z. Anwendung und Wirkung, Weltbild Verlag

WALTER SCHUMANN, Edelsteine und Schmucksteine. Alle Arten und Varietäten. 1900 Einzelstücke, BLV Verlag

GOTTFRIED HERTZKA / WIGHARD STREHLOW, Die Edelsteinmedizin der heiligen Hildegard, Bauer Verlag

WIGHARD STREHLOW, Die Psychotherapie der Hildegard von Bingen. Heilen mit der Kraft der Seele, Knaur Verlag

Stichwortverzeichnis

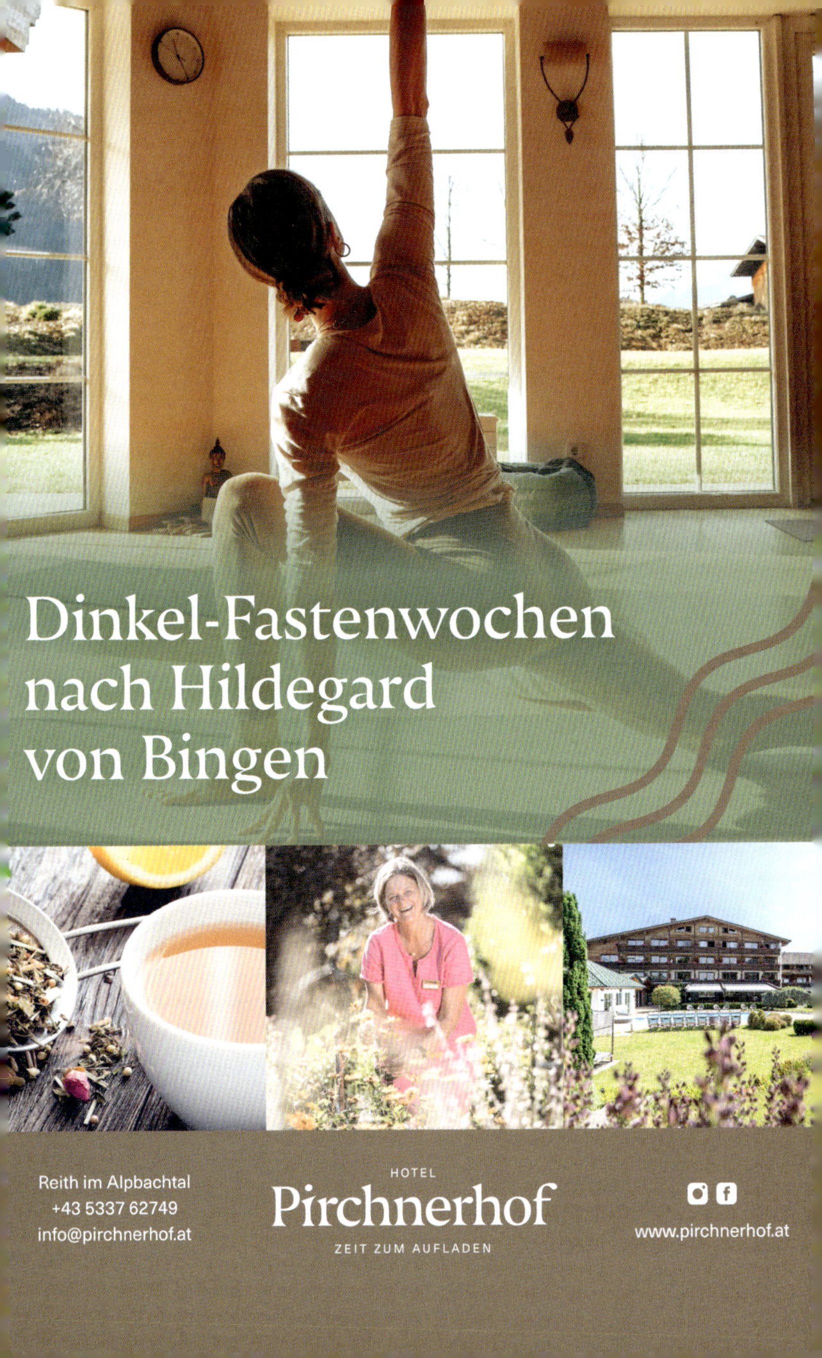
Dinkel-Fastenwochen
nach Hildegard
von Bingen
Reith im Alpbachtal
+43 5337 62749
info@pirchnerhof.at
HOTEL
Pirchnerhof
ZEIT ZUM AUFLADEN
www.pirchnerhof.at

Hildegard von Bingen

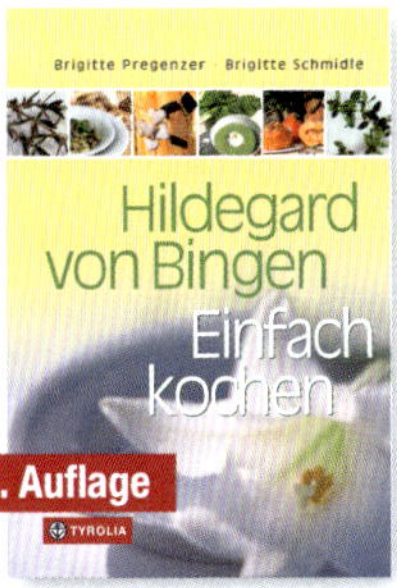

176 Seiten, ISBN 978-3-7022-2465-3

Pregenzer / Schmidle
Einfach kochen 1
Die moderne Hildegard-Küche für ernährungsbewusste Menschen mit 200 Rezepten.

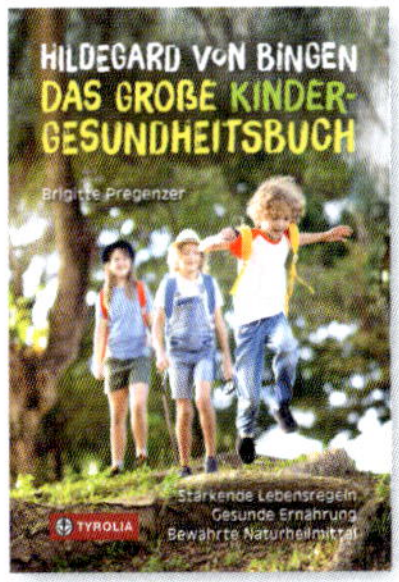

256 Seiten, ISBN 978-3-7022-4141-4

Brigitte Pregenzer
Das große Kinder-Gesundheitsbuch
Stärkende Lebensregeln – gesunde Ernährung – bewährte Naturheilmittel

3. Auflage

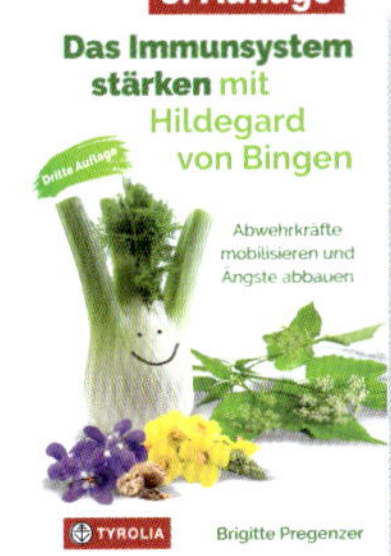

160 Seiten, ISBN 978-3-7022-3962-6

Brigitte Pregenzer
Das Immunsystem stärken mit Hildegard von Bingen
Abwehrkräfte mobilisieren und Ängste abbauen

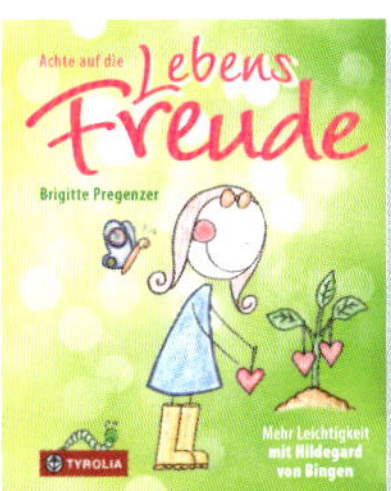

64 Seiten, ISBN 978-3-7022-3628-1

Brigitte Pregenzer
Achte auf die Lebensfreude
Weisheiten der Hildegard von Bingen für mehr Leichtigkeit im Leben.

3. Auflage

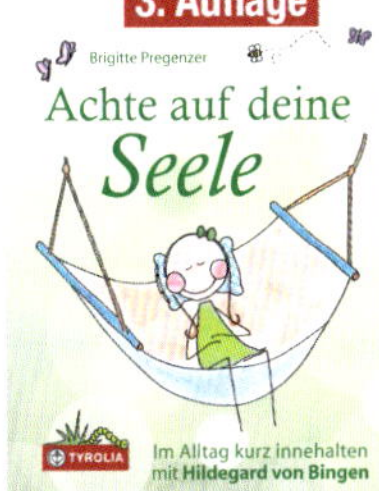

64 Seiten, ISBN 978-3-7022-3331-0

Brigitte Pregenzer
Achte auf deine Seele
Im Alltag kurz innehalten mit diesem Geschenkbuch voller Weisheiten der Hildegard von Bingen.

2. Auflage

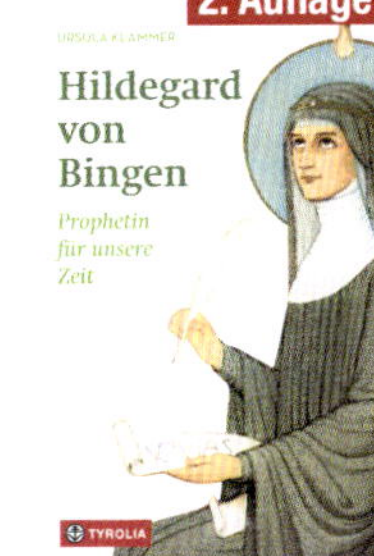

240 Seiten, ISBN 978-3-7022-3960-2

Ursula Klammer
Hildegard von Bingen
Prophetin für unsere Zeit
Die Hildegard-Biografie voller aktuell gültiger Lebensweisheiten.

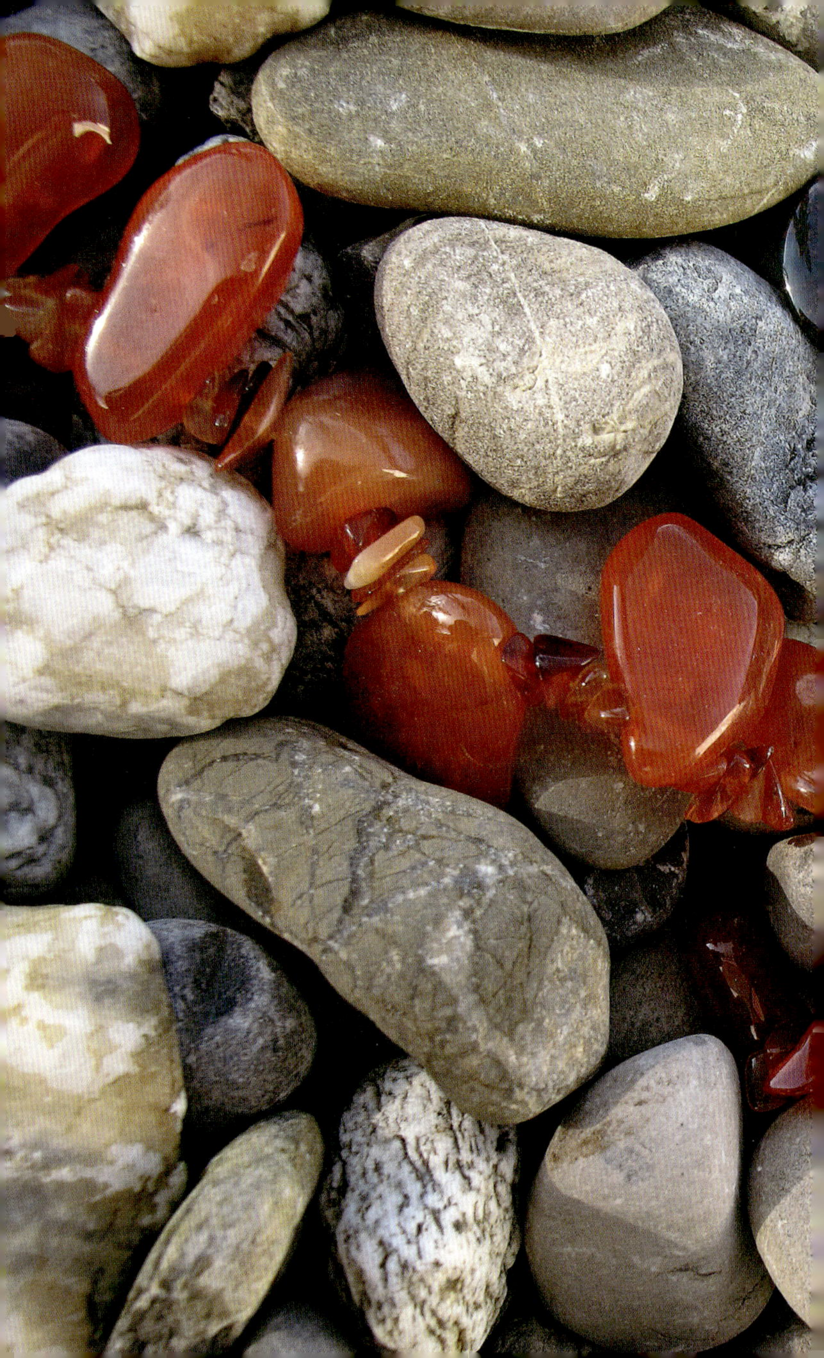